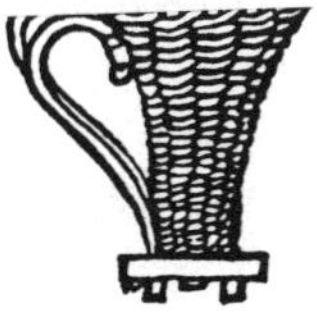

KUNST HEUTE NR. 6

Herausgegeben von
Wilfried Dickhoff

A. R. Penck

im Gespräch mit Wilfried Dickhoff

Kiepenheuer & Witsch

Vorzugsausgabe mit einer Arbeit von A. R. Penck numeriert
und signiert I–VII / 1–50

Umschlag Wilfried Dickhoff, Köln,
unter Verwendung eines Fotos von Benjamin Katz, Köln
Alle anderen Abbildungen © Galerie Michael Werner, Köln
und A. R. Penck.
Lithographie Miess, Köln
Gesamtherstellung Clausen & Bosse, Leck
ISBN 3 462 02069 2

Inhalt

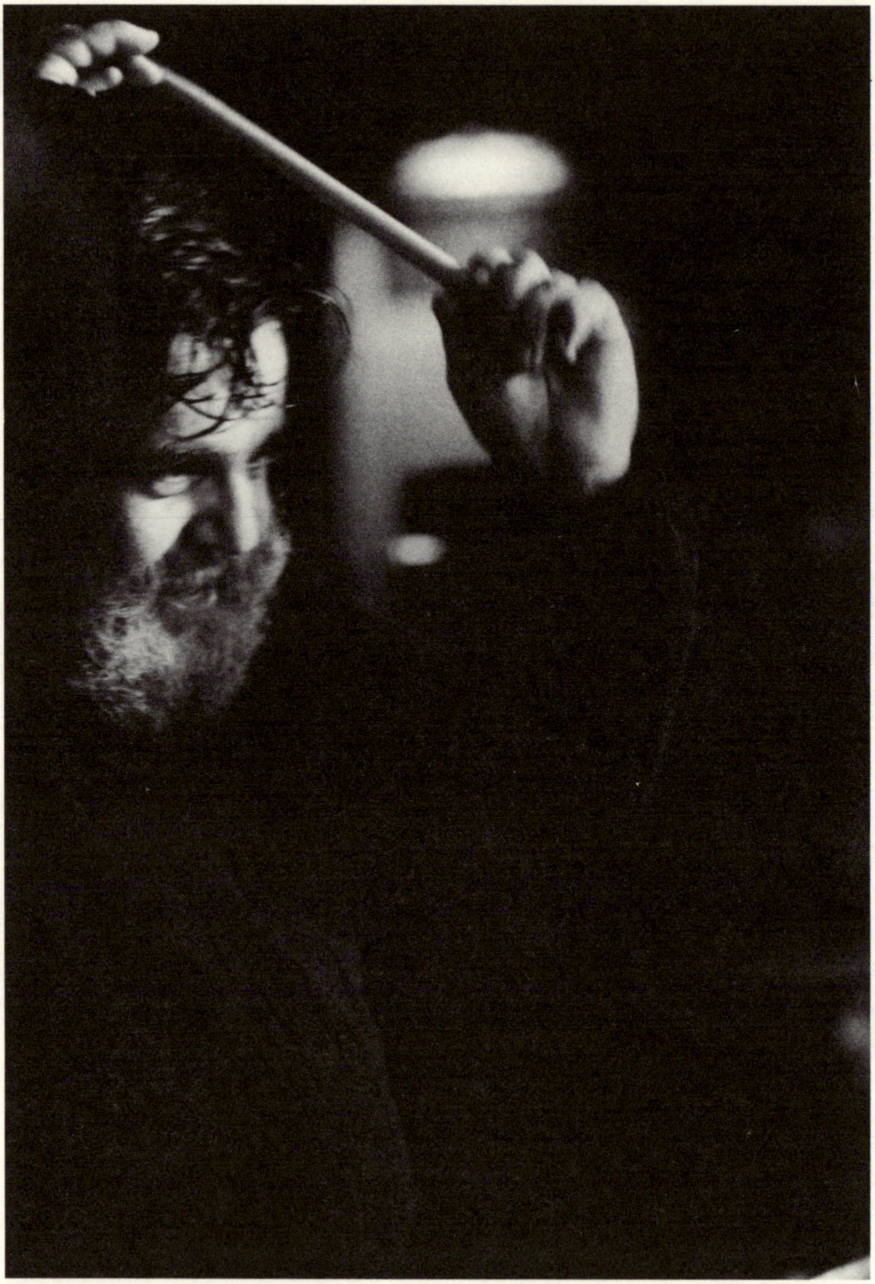

A. R. Penck, Foto: Benjamin Katz

Einleitung

Es war nicht einfach, die Niederungen
immer fortwährender Simulation zu verlassen, nicht im metaphorischen Sumpf
steckenzubleiben, noch in der Wüste
bloßer Faktizität zu verdorren.

A. R. Penck, 1988

A. R. Penck ist Maler, Bildhauer, Zeichentheoretiker, Jazzmusiker, aber in erster Linie Bildforscher. Schon Anfang der 60er Jahre in der DDR wendet er sich von der traditionellen Kunst – einschließlich sozialistischem Realismus – ab. Er will der Illusionserzeugungsmaschinerie etwas anderes entgegensetzen. Ihn interessieren die möglichst sachliche Darstellung der Systeme im Osten und Westen und die verschiedenen Haltungsbezüge zwischen den Menschen und ihren Institutionen innerhalb der Systeme. Durch Reduktion und Abstraktion der Art und Weise, in der sich strukturiertes menschliches Verhalten gestisch zeigt, will er in seinen Bildern zu einer Darstellung der Komplexität gesellschaftlicher Verhältnisse kommen.

Sein ursprünglicher Name ist Ralf Winkler. A. R. Penck nennt er sich seit Mitte der 60er Jahre nach dem Geologen und Eiszeitforscher Albrecht Penck (1858–1945). Durch dessen Schriften entdeckt er die Höhlenmalerei für sich. Vor allem deren Signalcharakter und wirkende Kraft interessieren ihn. Aber auch die Analogie zwischen Erdschichten und abgelagerter Information und die

Nähe seines Versuchs, die Beziehungslogik im Kalten Krieg sichtbar zu machen, zu einer Chronologie der Eiszeit, geben den Anlaß zu diesem Pseudonym. Als A.R. Penck stellt er sich die Aufgabe, ein elementares Bildzeichenvokabular zu entwickeln, das ihm erlaubt, bildwörtlich zu operieren. Es entsteht »Standart«, A.R. Pencks Form politischer Konzeptkunst, gedacht als konstruktiver Beitrag zum Sozialismus. Die Standart-Bilder sollen als für jeden verständliche und von jedem benutzbare Bildzeichen funktionieren. Mit dem Programm einer Reduktion des Bildes auf Signale, die Verhalten steuern und strukturieren (»Signale selektieren uns«, A.R.P.), will er ein Modell herrschaftsfreier Kommunikation erarbeiten.

1968 zerplatzen diese Hoffnungen. Der Standart-Realismus scheitert an der Realität, die von den Repräsentanten der neuen Herrschaft im Osten geregelt wird. »Wer hat den Weg verstellt?« fragt A.R. Penck 1974. An der Richtigkeit seiner Antwort hat sich bis 1989 nichts geändert: »Jene Generation mit ihrer demagogischen Lüge vom Staatsbewußtsein, die doch nur eine Gruppenverabredung eines Ringes war, um ihren Wohlstand zu sichern, ... das sind die Wegversteller gewesen.« (A.R.P.).
Die Erfahrung der fortschreitenden Pervertierung und Demaskierung des real existierenden Sozialismus schlägt sich auch in seinen Bildern nieder. Sie werden aggressiver und expressiver, ohne allerdings die spezifisch Penckschen Inhaltspriorität einzubüßen. Er wollte immer expressiv und realistisch zugleich sein. Und im Unterschied zu Picasso, von dem John Berger einmal sagte, sein einziges Thema wäre die Sexualität gewesen, ist die Sexualität nicht A.R. Pencks einziges Thema. Er hat sich immer als einen thematischen Künstler verstanden, der ausgehend von für ihn und für andere wichtigen politischen, ökonomischen, sexuellen, sprachlichen und künstlerischen Themen zum Bild kommt. Mit Gemälden wie »Mike Hammers Geburt (Der Ursprung des Faschismus)«

oder »Der Wahnsinn der Vergangenheit ist irreparabel« bleibt er auch im Rahmen des Expressiven und des Surrealen nahe dran an der Lage (nicht nur) der DDR. Und mit den »Ende im Osten-Bildern« reagiert er mit seiner unverwechselbaren Mischung aus Rationalität und Irrationalität auf den Einbruch irrationaler Realität im Osten.

1980 wechselt er endgültig in die BRD über, wo er im Laufe der 80er Jahre zu Weltruhm kommt. Konfrontiert mit den Widersprüchen spätkapitalistischer Wirklichkeit und der ihr entsprechenden Illusionserzeugungsmaschinerie, forciert er bewußt die Tendenz zur Archaik, in der er eine mögliche Gegenbewegung gegen den Rückfall in eine erneute Barbarei sieht. Aber er sieht auch das Elend der Nostalgiewellen, der Authentizitätslügen und der vermeintlichen Subversionen im Westen und beobachtet ihr Verschwinden in der fetten Indifferenz einer emphatischen waren- und logofetischistischen Kunst-Gewerbe-Kultur. Im Bewußtsein der Möglichkeit, daß Gegen-Bewegungen vielleicht überhaupt nicht mehr greifen und im Bewußtsein der oft dümmlich ignorierten Plattheit, daß ein Bild ein Bild ist und eben nicht nicht ein Bild, arbeitet er weiter an Bildern, die das, was als Wirklichkeit gilt und herrscht, nicht verdecken, sondern parieren. Die Wucherungen haltloser und verlogener Zeichen und die Austauschbarkeit aller Inhalte und Haltungen bringt er in großformatige Bilder, in denen die Widersprüche und die Zerrissenheit von Sein und Bewußtsein der Gegenwartserwählten als ornamentale Figurationen auftreten.

1988 formuliert er anläßlich einer Retrospektive seiner Werke in der Berliner Nationalgalerie noch einmal sein künstlerisches Programm in einem kurzen und präzisen Manifest:

»Gegen Farbe – für Form
Gegen Stimmung – für Gestalt
Gegen Gefühl – für System
Gegen Fantasie – für Realität
Gegen Lösung – für Spannung«.

Nach wie vor geht es in A. R. Pencks Bildforschung darum, der Komplexität gesellschaftlicher Beziehungsstrukturen mit Weltbildern beizukommen, die die Widersprüche austragen, die sie notwendig machten. Unter den bedeutenden Künstlern der Gegenwart ist er der Kämpfer für das Analytische im Irrationalen, für ein Kunstbewußtsein, das sich der Analyse der gebrochenen Identitäten annimmt, für die Magie im Dienste der Erkenntnis der Lage und für das Realitätsgewicht in der Abstraktion.

1912 malte Marcel Duchamp den »Akt, eine Treppe herabsteigend«. Es war die kubistische Lösung des Futurismus und gleichzeitig ein Bild, das ausdrücken sollte, daß es die Aufgabe des Malers ist, der Malerei zu sagen, worin ihr Wesen besteht. A. R. Penck arbeitet zur Zeit an der futuristischen Lösung des Kubismus und damit an der Zukunft einer modernen Malerei, die den Faden zur menschlichen Realität nicht reißen läßt: im Namen der Veränderung.

Wilfried Dickhoff
Köln, Juli 1990

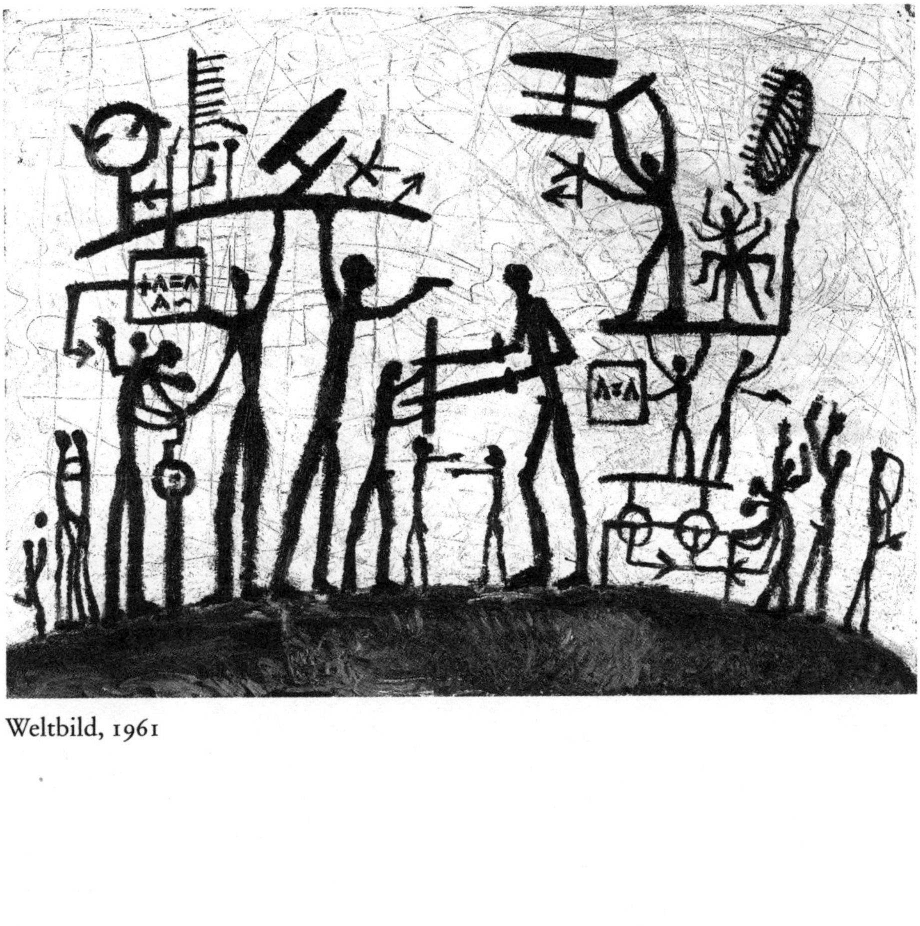

Weltbild, 1961

Das Gespräch

D: 1961 entsteht das erste »Weltbild«. Ein sehr wichtiges Bild, in dem vieles von dem, was deine Arbeiten bis heute ausmacht, vorgezeichnet ist.
P: Ja, in diesem Bild habe ich zum ersten Mal versucht, etwas Allgemeines darzustellen. Bis dahin hatte ich Motive wie der Großvater, meine Mutter, der Mann, der frierend auf der Straße steht oder eine Frau essend in der Bahnhofskantine und all diese Dinge. Davon wollte ich weg. Ich wollte über meine, bzw. über »die« Familie hinauskommen, hin zu einer allgemeinen Aussage über Systeme, über die Welt, wie sie sich mir darstellte. Ich wollte Bilder malen, die als Signale funktionieren, die sich abheben von dem Raum, aus dem sie kommen, von mir und meinem Atelier.
D: Ein modernes Historienbild hast du es einmal genannt, »die Welt gesehen als ein System aus Haltungsbezügen«. Ist das der Versuch, eine Bild-Sprache zu entwickeln, mit der Erkenntnisse über die Menschen, ihre Haltungen und Bezugssysteme formulierbar werden?
P: Ja, genau das. Alle die Maler, die ich in dieser Zeit kannte, mal-

ten ja mehr oder weniger die Mutter mit dem Blumenstrauß. Ich wollte aber zu einer Art Wirklichkeit vorstoßen. Zu einer Wirklichkeit, über die man sagen kann, »es ist alles wirklicher«. Ich wollte in meinen Bildern zum gesellschaftlichen Kern vordringen. Heute klingt das alles wieder blöd, aber damals war das sehr wichtig.

D: War das die Idee eines wahren Realismus?

P: Wir haben ungefähr so gedacht damals, meine Freunde und ich. Wir wollten, auf den Füßen der sozialistischen Theorie stehend, zu besseren Ergebnissen kommen. Das war die Zeit, wo ich mit Lenin unterm Arm auf der Straße stand und der Überzeugung war, mit meiner Kunst einen positiven Beitrag zum Sozialismus leisten zu können. Die ganze Sache mit dem sozialistischen Realismus haben wir von Anfang an nicht so ernst genommen. Daß das nichts ist, das war offensichtlich. Obwohl dieser Irrtum noch lange weitergetragen worden ist, wie wir wissen, und auch die phantastischsten, absurdesten und unheimlichsten Blüten getragen hat, obwohl kein einziger richtiger Künstler dabei herausgekommen ist. Na ja. Aber das hat mich Anfang der 60er Jahre alles nicht interessiert. Ich wußte, daß ich es mit zwei Systemen zu tun hatte, dem westlichen und dem östlichen. Und ich wollte mir über diese beiden Systeme und über meine Position in bezug auf diese Systeme Klarheit verschaffen. Dabei wurde mir sehr schnell klar, daß auch dieses strukturierte westliche System viele Vorteile hat. Noch kurz vor dem Mauerbau war ich bei Baselitz im Westen. Ich hatte sogar mit dem Gedanken gespielt dazubleiben. Aber letztlich habe ich mich für den Osten entschieden. Ich hatte mich zwar eindeutig von der offiziellen Kunst, der Staatskunst, distanziert, wollte aber im Rahmen der Theorie und des Systems etwas erreichen.

D: Und wie hat sich das im ersten »Weltbild« niedergeschlagen?

P: 1961 war das Jahr des Mauerbaus, die Zeit des Kalten Krieges. Und die Welt des Kalten Krieges war eine Welt ziemlicher Ordnung und Klarheit. Es gab klare Feindbilder und wirkliche Unterschiede. Die Systeme standen sich getrennt und feindlich gegenüber. Im Osten lief das System auf eine Art Es-Entscheidung hinaus, im Westen auf eine Ich-Entscheidung. Das ist auf dem Bild ja deutlich zu sehen. Die Dreiklassengesellschaft im Westen, Oberklasse, Mittelklasse, Unterklasse, aber subjektivistisch handelnd. Während sich im Osten noch alles unter dem Schutz der Institutionen befindet, die aber schon anfangen, sich zu verselbständigen. Heute ist es ja interessant zu sehen, was die alte Welt des Kalten Krieges war, obwohl sie noch latent auf die heutige Situation wirkt. Das ist alles noch unsicher. Die Öffnung und die Integration, man weiß nicht, wie das weitergeht. Damals war das eine geschlossene Gesellschaft im Osten. Alle sahen nur ihr System. Für mich war es dagegen wichtig, den anderen ins Auge zu fassen, mir ein Bild von Deutschland in der Getrenntheit zu machen. Und das war der Eklat an der Sache.

D: Warst du deshalb Repressalien ausgesetzt, oder war das die schlichte Tatsache, daß deine Bilder für die Staatsorgane abstrakt und das hieß ja wohl dekadent westlich aussahen?

P: Letzteres. Denn die haben gar nicht gesehen, was ich damit wollte. Die haben nur Dilettantismus gesehen und das Ganze als Picassoverschnitt abgelehnt. Aber mir war sowieso klar, daß alles, was von offizieller Seite dazu gesagt würde, nichts als falsche Sprache ist. Ich meine, ich wußte ganz genau, was die da reden, und genau so wollte ich nicht reden. Ich wollte das ernsthafter machen. Und dabei habe ich sehr schnell begriffen, daß, wenn man eine allgemeine Aussage machen will, wenn man Haltungsbezüge ins Bild bringen will, man zwangsläufig zur Abstraktion kommt. Die thematische Aufgabe, die ich mir gestellt habe, machte die Reduktion notwendig und führte das Bild schließlich hinüber zur Abstraktion. Bei diesem Bild ist mir zum ersten Mal klargeworden, was Abstraktion bedeutet.

D: Sind denn auch die Malweise und die reduzierte Farbwahl des Bildes allein im Thema begründet?

P: Das Malerische hat hier keine Rolle gespielt. Ich hatte nur noch drei Farben, Rot, Schwarz, ein bißchen Blau und ein bißchen Weiß, vier Farben also. Und damit mußte ich das machen. Also die Ökonomie hat wesentlich dazu beigetragen.
D: An der Figur hast du aber festgehalten, auch wenn sie als schematisches Zeichen erscheint, das für Struktureinheiten steht.
P: Die Figur war und ist für mich unverzichtbar, weil es mir um das Menschenbild geht. Figuren als Kräfte, als gesellschaftlich wirkende Kräfte, das war die zweite Entdeckung, die ich mit diesem Bild gemacht habe. Als das Bild fertig war, kam ein Bekannter von mir und sagte: »Das sieht ja aus wie Höhlenmalerei.« Daran hatte ich damals noch gar nicht gedacht, das wollte ich damit gar nicht erzielen. Was aber auch heißen kann: Daran habe ich damals gerade gedacht, das wollte ich gerne erzielen, unterbewußt. Doch das kannte ich damals noch nicht, dafür habe ich mich erst später interessiert. Was mich damals wirklich interessiert hat und was mir an diesem Bild dann aufging, war, daß diese ganzen Haltungen auch in mir drinstecken, daß ich die Summe all dieser Funktionen, Techniken, Apparate, Informationen und Strukturen selber bin. Das war für mich eine wichtige Erkenntnis, die mir sehr weitergeholfen hat. Von da an war mir klar, daß es einen Weg gibt, wo man sich einer Figur nähert und wo man sich von einer Figur entfernt, wo man etwas ausscheidet und wo man etwas erstrebt.

D: Kannst du solche Annäherungen und Entfernungen anhand des zweiten Weltbildes aus dem Jahre 1965 erläutern? Gegenüber dem ersten bestimmt das Ost-West-Verhältnis nicht mehr die gesamte Bildfläche. Es ist von einer großen Nacht umgeben.
P: Das zweite habe ich nur gemalt, weil ich das erste verschenkt hatte. Und ich wollte eigentlich dasselbe noch mal malen.
D: Und da hat die Welt plötzlich ein anderes Bild abgegeben?
P: Ich habe gedacht, das geht doch gar nicht mehr so. Das einfache

klare Konfrontationsbild stimmt nicht mehr. Eigentlich müßte es andersherum sein. Nicht mehr nur das ausschließliche Gegeneinander, mehr Zueinander sollte ins Spiel kommen. Du siehst hier in der Mitte dieses Händereichen über die Trennung hinweg. Das Zueinander überwiegt hier sogar das Gegeneinander. Das war damals ein buchstäblich sträflicher Gedanke. Das war etwas ganz Schlimmes.

D: Ist das denn auch so wahrgenommen worden?

P: Das Bild hat kaum jemand gesehen. Geschweige denn verstanden. Die haben gedacht, da sind ein paar schwarze Gabeln drauf. Die Sehgewohnheiten der Menschen waren ja auch entsprechend. Was ihren Vorstellungen von Realismus nicht entsprach, wurde sofort als verrückt in die Ecke gestellt. Ich habe gedacht, in 1000 Jahren kannst du deine Bilder vielleicht mal ausstellen. Aber ich hatte nie größeren Kontakt zu Leuten außerhalb der Gruppen, in denen ich gelebt habe. Und innerhalb dieser Gruppen gab es ein ziemlich klares Selbstverständnis von der Kunst, wie wir sie verstanden und wie der Staat sie sah.

D: Und wie sah er aus, der Blick des Staates?

P: Der schloß die Möglichkeit eines realen Krieges fast selbstverständlich ein. Wenn ich das Bild jetzt so sehe, erinnere ich mich wieder daran, wie sehr diese latente Kriegsgefahr in uns allen wirkte, das war das Schlimme. Das war das unterschwellige Gefühl, das uns ständig begleitete. Viele Menschen hatten das Gefühl, daß ihre Existenz bedroht war. Und in diesem Zusammenhang kam auch immer stärker ein Gefühl der Einsamkeit auf.

D: Einige Figuren hängen oder schauen schon aus beiden Systemen raus. Ein Außerhalb wird sichtbar.

P: Es wurde halt immer unübersehbarer, daß es auch etwas anderes gab als das eigene System, aber auch ganz allgemein existentiell Fragwürdiges ließ sich nicht mehr verdrängen.

D: Und da ist diese Schnittstelle in der Mitte. Ist da schon ein Sprung in der Schüssel der Ideologien?

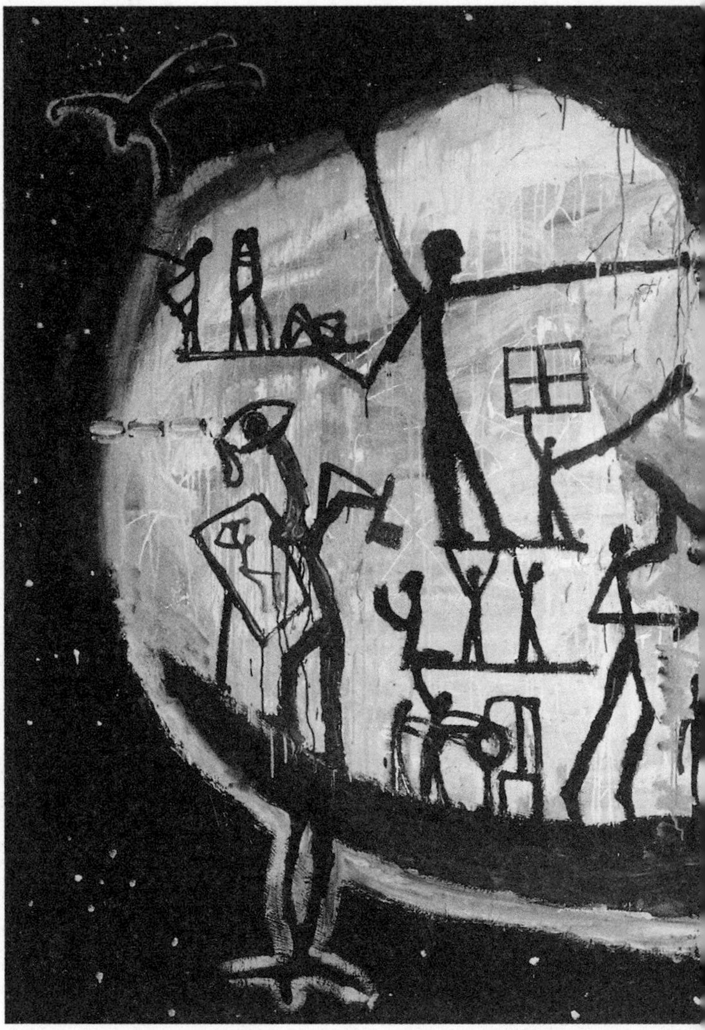

Großes Weltbild, 1965

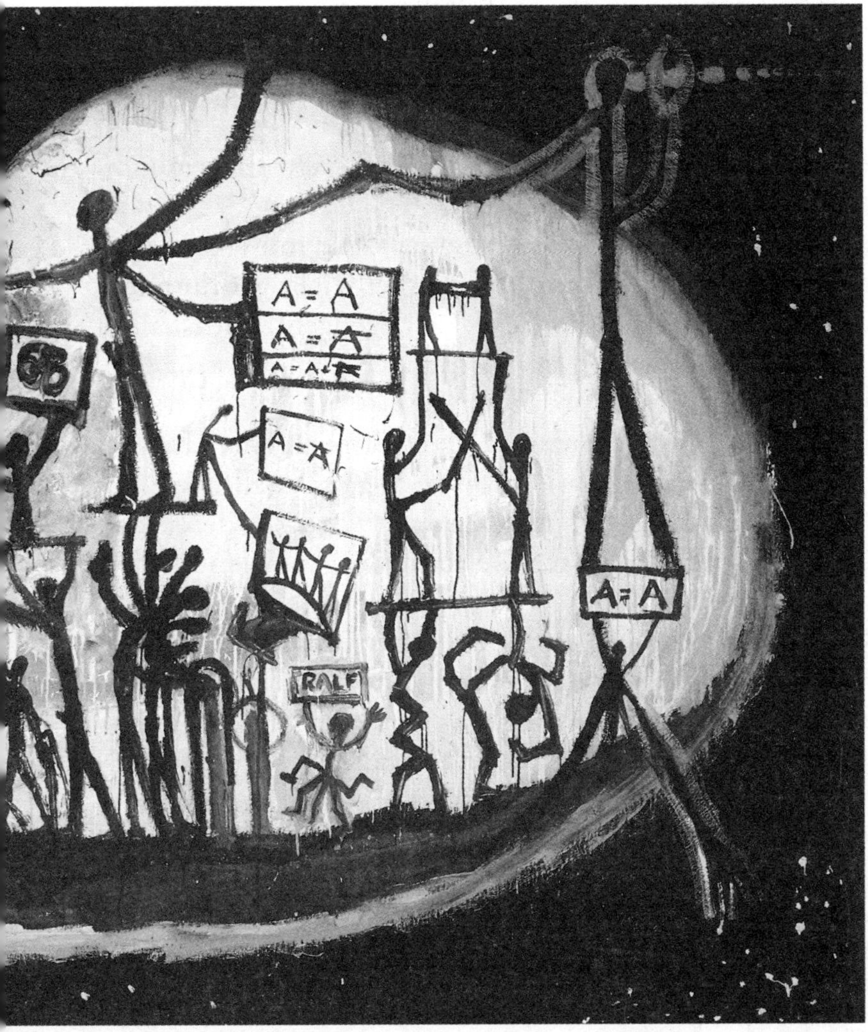
A=A
A=A
A=A
A=A
RALF

P: Der Riß ist schon da. Aus der logischen Funktion in der mittleren Schicht, die im ersten Weltbild noch ganz klein ist, wird zum Beispiel eine riesige Figur, die hinaus ins Weltall starrt. Das dialektische Regulativ des Ostens funktioniert nicht mehr so gut. Und man sieht schon, daß es erste Proteste gibt, obwohl die hier noch ganz schwach sind. Ich meine diese Figur, die ihr Schild hochhält.

D: Versucht die mit ihrem Namensschild (»Ralf«) das Individuum hochzuhalten?

P: So kann man das sehen. Obwohl es in dem Bild nur eine kleine subjektive Bruchstelle ist, die dann aber immer wichtiger für mich wurde. Darüber habe ich später sehr viel nachgedacht. Die ist aber im ersten Weltbild auch schon da, als Tänzerin im Westen. Die Rolle habe ich dann im Osten übernommen.

D: Die Tänzerin im Westen tanzt auf einer offiziell anerkannten Plattform, während der Tanz, die subjektive Bruchstelle, wie du sagst, im Osten eher im Untergrund getanzt wird. Andererseits sehe ich hier gegenüber dem ersten Weltbild eine Angleichung der Systeme.

P: Ja, das Ganze verdrehte sich etwas. Im Osten entstanden wieder deutlichere Klassenteilungen, und es herrschte auch immer mehr subjektive Willkür. Im Westen dagegen verstärkten sich die Apparate. Der Osten wurde immer irrationaler und disziplinloser und der Westen immer disziplinierter und strukturierter. Das führte zu einer Aufspaltung beider Systeme in positive und negative Kräfte. Und diese Aufspaltung war das eigentlich treibende Moment, welches die Ordnung des Kalten Krieges schließlich zum Zerfall brachte. Alles kam ins Schleudern. Ich hatte mir auch schon so etwas vorgestellt in diesem Bild, hartgefrorenes Eis, eine Schlittschuhbahn. Ich habe dann das Zueinander verstärkt. Das tritt hier zum ersten Mal in den Mittelpunkt. Dadurch bekommt die Welt eine andere Ordnung. Später hieß das dann Konvergenz oder Koexistenz. Das zweite Weltbild entspricht vielleicht der Situation, wie sie heute ist. Die Möglichkeit der Zerstörung gibt es immer noch, aber das Aufeinanderzugehen ist einfach stärker und ordnet alle Plätze um.

D: Und welche Rolle hat das Bild für die Entwicklung deiner Haltung als Künstler gespielt?

P: Dafür ist es wirklich ein Schlüsselbild. Bis dahin habe ich noch gelebt wie ein Künstler im traditionellen Sinn. Eine Künstlerfigur wie Rembrandt hat mir vorgeschwebt, ein Leben in den Grenzen einer klassischen Künstlerexistenz. Aber mit diesem Bild bin ich herausgetreten, so ein beschränktes Künstlerdasein hat mich nicht mehr interessiert.

D: Was hat dich denn interessiert?

P: Naturwissenschaft, Informationsvermittlung. Mich hat eine präzise Analyse der menschlichen Realität beschäftigt und in diesem Zusammenhang auch die Frage nach den ursprünglichen Beweggründen von strukturiertem Verhalten. Ich habe mich zu dieser Zeit unter anderem intensiv mit Kybernetik beschäftigt. Die Zeichnungsstudien über abstrakte Denkprozesse, die ich Mitte der 60er Jahre machte, hatten mit Kunst nicht mehr viel zu tun, eher mit Mathematik. Das ging so weit, daß ich meine malerischen Aktivitäten in Frage stellte und mir überlegte, ob ich nicht lieber Naturwissenschaftler werden sollte. Das frage ich mich manchmal heute noch.

D: Aber auf diesem Weg bist du zum STANDART-Programm gekommen, also auf dem Weg über die Nichtkunst zu deiner Kunst?

P: Das ist richtig. Und das ist in diesem zweiten Weltbild auch schon alles enthalten, zumindest als Problematik oder als Idee. Bei der Arbeit an diesem Bild hat sich diese zugleich rationale und irrationale, geschachtelte Darstellungsweise entwickelt, die sich dann in den vielen Zeichnungen und Büchern zu STANDART realisiert hat. Seltsam, daß man davon immer noch zehrt, aber eigentlich niemand etwas davon erzählt.

D: Das Bild der Welt, das du hier entworfen hast, befindet sich in

einem Gehirn, das sich wiederum gegen den Weltraum – die Einsamkeitsdarstellung wie du gesagt hast – abhebt.
P: Das ist ein tragendes Grundgefühl gewesen damals, daß die Welt in meinem Gehirn ist, daß sich alles im Gehirn abspielt.
D: Auch das System?
P: Das System ist im Gehirn, das stimmt. Aber das hieß für mich auch, daß der Künstler nicht mehr nur von seiner Intuition abhängig sein muß. Die Logik im Bewußtsein kann genauso spannend sein. Das war die Entdeckung für mich.

D: Zwischen den beiden Weltbildern ist das Bild »Der Übergang« (1963) entstanden. Ist hier diese ortlose Zwischenzone chiffriert, in die der Künstler und der Mensch gerät, wenn er zu Hause nicht mehr zu Hause ist, sich darüber im klaren ist, daß er woanders auch nicht zu Hause wäre und weiß, daß er noch nicht mal weg kann, selbst wenn er wollte und dann vor der Aufgabe steht, sich in dieser deplazierten Lage einzurichten?
P: Es hat damit zu tun, ja. Das war für mich auch persönlich eine Zeit des Übergangs. Der alte Künstlertyp, also irgendwelche Menschen malen, Ästhetik entwickeln oder Lasieren, lag hinter mir. Ich hatte mir zur Aufgabe gemacht, in die Strukturen einzudringen, in die geistig-seelische Struktur. Und da habe ich erst mal sehr viel nachgedacht und wenig gemalt. »Der Übergang« ist da eine Ausnahme. Auch darin, daß die Malerei ein viel größeres Gewicht hat als zum Beispiel in den beiden Weltbildern. Es ist ein Bild der persönlichen Unsicherheit des Woher und Wohin. Und man könnte jetzt boshaft sagen, es wäre schon um den Übergang von Osten nach Westen gegangen. Das war mir aber noch nicht so klar. Es ist eher ein Bild der Unklarheit, mit einem romantischen Touch.
D: Ist es nicht eine Ikone der Gefährdung im Zwischenreich von was auch immer, der Diskurse, der Systeme, der Normen, der Realitäten?

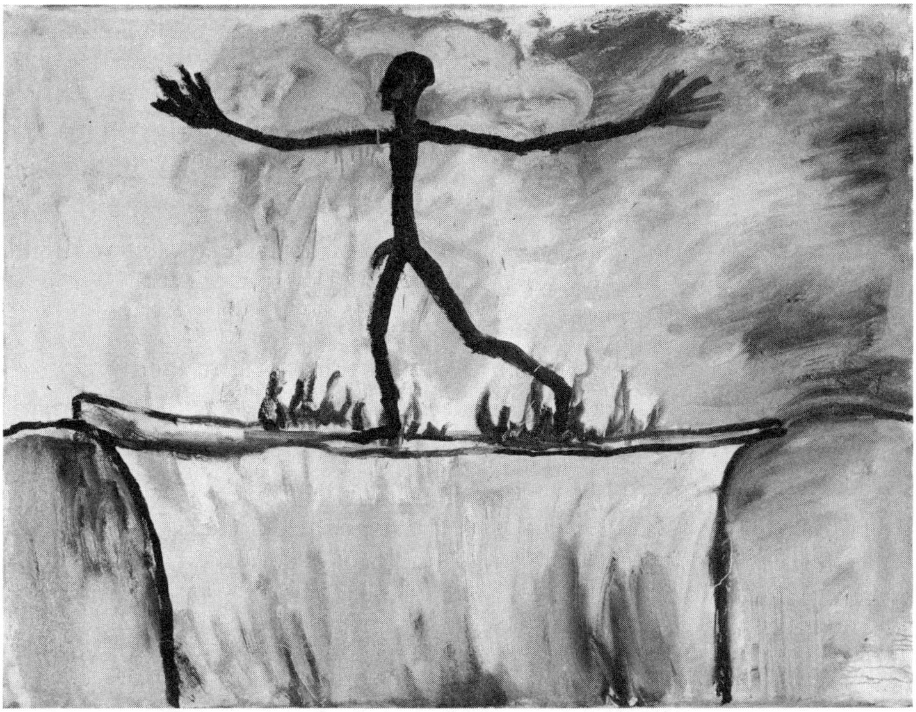

Der Übergang, 1963

P: Es ist ein Bild der Gefahr. Das Feuer als Element der Gefahr ist ja nicht zu übersehen. Ich habe übrigens in dieser Zeit als Nachtwächter in einer Fabrik gearbeitet. Da habe ich eine sehr enge Beziehung zu Feuer bekommen, weil ich jede Nacht am Kessel stand und Kohlen nachschaufeln mußte. Deshalb das Feuer. Das liegt natürlich sehr nahe am Kitsch. Aber das war für die damalige Situation richtig so. Ich war jung, und mein Leben ging völlig ins Unsichere. Heute kann man leicht sagen, das war alles richtig, du hast ja doch etwas zustande gebracht. Nur damals war mir das ganz und gar unklar. Und in dem Maße, in dem niemand mehr verstand, was ich eigentlich wollte, habe ich mich auch zeitweise selbst nicht mehr verstanden. Es ist ein Bild des Zweifels.
D: Und ein Bild des Risikos?
P: Das stimmt. Ich fiel von Klippe zu Klippe, als ich Nachtwächter war. Aber ein wirkliches Risiko ist ja erst dann gegeben, wenn man damit rechnet, daß man abstürzt. Das ist wichtig in diesem Bild. Es ist noch nicht entschieden, ob er es schaffen wird oder nicht.
D: Aber das Bild geht über das Persönliche hinaus, aus dem es kommt. Ich sehe das Strichmännchen als eine allgemeine Figur der deplazierten Gefährdung. Und zwar menschlich, politisch und künstlerisch.
P: Das kannst du auch. Man kann es sicher als eine künstlerische Position sehen. Man kann es auch politisch sehen. Nur der Ausgangspunkt war meine – politisch vermittelte – Situation, daß ich einfach sah, daß mein Leben von nun an ein Balanceakt sein wird, daß ich das zwischen Widersprüchen ausbalancieren muß. Und das ist mir dann die ganzen Jahre, die ich noch im Osten war, auch recht gut gelungen.

D: Eine andere Ausnahme in dieser Zeit, in der du dich doch in erster Linie mit der Entwicklung deiner Bildtheorie beschäftigt hast, ist das Bild »Freundesgruppe« aus dem Jahre 1965.

P: Das ist kurz nach dem 2. Weltbild entstanden. Da sind keine abstrakten Figuren zu sehen, sondern meine Freunde. Das sind von links nach rechts: Jürgen Boettcher, Wolf Biermann, ich und Georg Baselitz. Boettcher und Baselitz kannte ich schon länger. Baselitz seit den 50er Jahren. Aber Biermann kam neu dazu. Das war 1964. Ich hatte gerade ein neues Atelier in Dresden-West bekommen. Ein ehemaliger Buttermilchladen. Bevor ich einzog, wurde es als Knopffabrik benutzt. Und die hatten für die Herstellung von Knöpfen sehr viel Spiritus verwendet. Überall klebte dieses Zeug, und es stank entsprechend. Keiner wollte dieses Ding haben. Also hab ich es genommen. Und da habe ich neben meiner Hauptbeschäftigung, neben der theoretischen Abstinenz, wieder das Gefühl für ein Künstlerdasein bekommen. Bilder malen, über Kunst nachdenken, Klavier spielen. Und da tauchte Biermann auf. Der nahm in der Küche seine Gitarre raus und sang dort, als ob er vor hunderttausend Leuten singen würde. Das war schon beeindruckend. Und die Lieder auch. In denen war dieses Gefühl für die Fragwürdigkeit des Ganzen, das wir damals alle hatten. Das war der Anfang, wo wir uns gefragt haben: »Was soll aus diesem Sozialismus werden?«

D: Wurden in diesem Moment die einzelnen Freunde als Individuen wichtiger, und zwar auch für deine Kunst? In der »Freundesgruppe« sind die Figuren keine Zeichen für Struktureinheiten mehr, sondern sie repräsentieren Personen.

P: Ich konnte wieder Leute malen, weil ich plötzlich merkte, das sind ja wirklich wirkende Kräfte. Ich habe uns als vier Elementarkräfte gesehen. Die Zeichen sind zwar noch da, aber sie sind jetzt symbolhaft in bezug auf diese Freunde. Die wollte ich charakterisieren. Jeden so, wie er ist. Wir waren damals sehr selbstbewußt. Jeder einzelne war von seinen Ideen überzeugt. Und ich wollte das auch so darstellen. Das führte zu einer Differenzierung der Figuren, denn es ging jeweils um etwas Individuelles. Ich wollte das Schicksal der einzelnen Person berühren. Oder besser den Zusam-

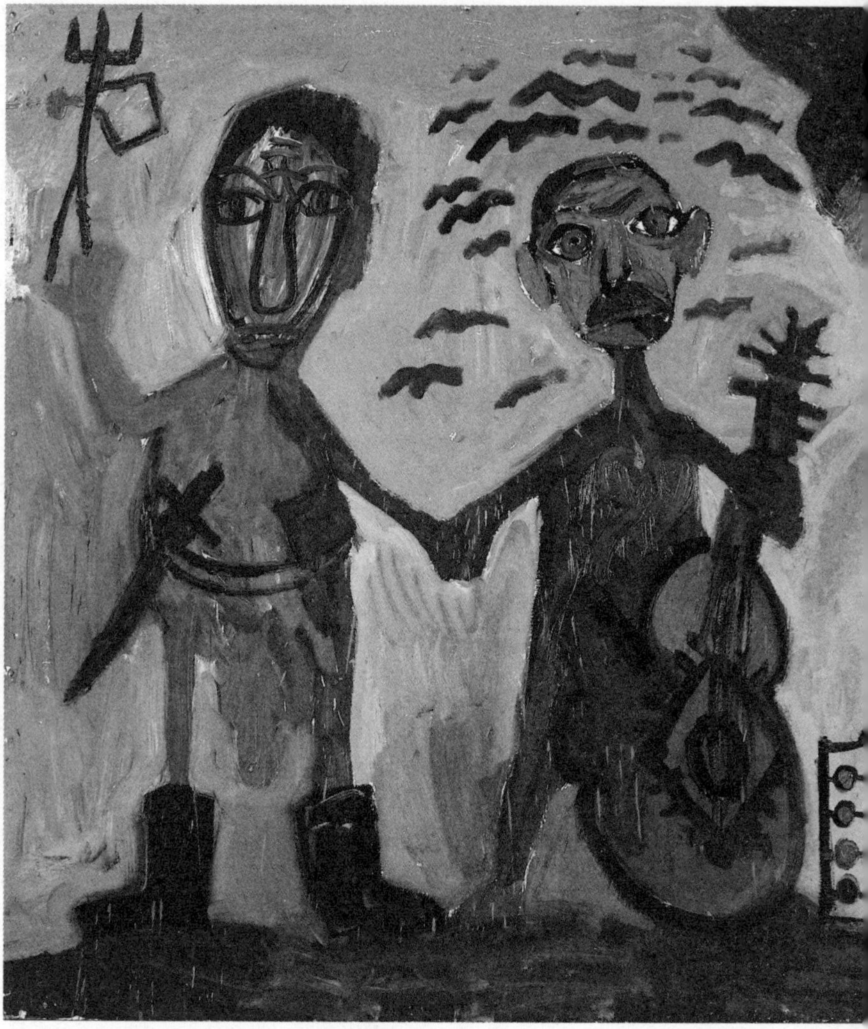

Ohne Titel (Freundesgruppe), 1965

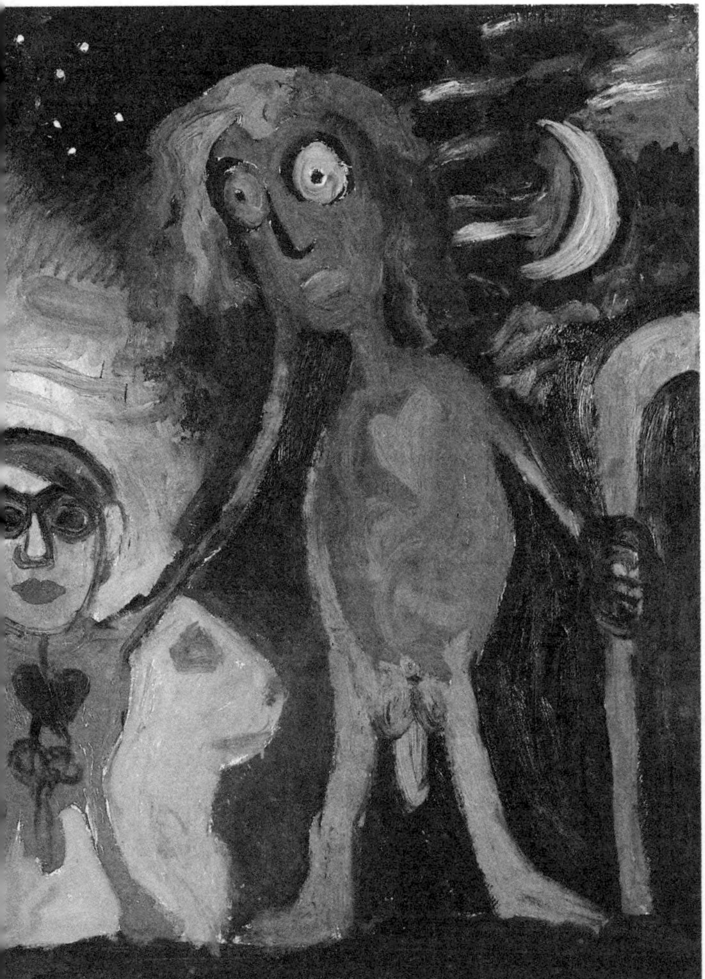

menhang zwischen Tätigkeit und Schicksal darstellen. Zum Beispiel der Baselitz mit dem Eishockeyschläger. Den habe ich mir immer als Eishockeyspieler vorgestellt. Und was er machte, empfand ich immer als sehr romantisch. Deshalb habe ich ihn bei Mondschein gemalt. Die ganze deutsche Romantik wollte ich da reinpacken.

D: Und hinter dir scheint die Sonne.

P: Ja, hoffentlich (lacht). Das war wohl ein Wunschbild. Im Westen entstand damals die Legende, das sei ich in der Maske des jungen Picasso, aber das war natürlich nicht gemeint. Ich habe mich als sehr rationalistisch gesehen, mit dem Rechenbrett in der Hand.

D: Während dein Penis direkt am Herz hängt.

P: Ja, und beim Biermann kommt er hinter der Gitarre hervor. Das war ein ganz schönes Ding. Heute kann ja Alles alles sein. Aber damals war das ein Schocker. Wie die Männer aussahen, mit ihren runterhängenden Penissen und ihren Kugelbäuchen. Ich bin für die damaligen Verhältnisse ziemlich weit gegangen in der Figurenabstraktion. Auch in der Farbigkeit. Der grüne Biermann-Kopf zum Beispiel, hinter dem die Krähen auffliegen im Abendrot. Da gibt es doch das berühmte Lied: »erhob sich der Krähen Geschwader in den Abendhimmel sodann / hackten tausend verzauberte Hexen des Himmels blutrotes Auge aus« und so weiter. Also das Bild stellt den Versuch dar, eine psychologische Analyse der Freundesgruppe zu machen, der Beziehungen zwischen diesen Männern. Ich wollte neben dieser doch sehr theoretischen Bildarbeit der Weltbilder und Systembilder mal wieder ein Bild auf einer persönlichen, individuellen, figurativen Ebene malen. Das Bild ist ein emotionaler, irrationaler Gegenpol zu den intellektuellen Sachen, die ich in den 60er Jahren vornehmlich gemacht habe. Ein poetisches Bild über die Freundschaft. Später habe ich dieses Thema auch abstrakt bearbeitet, in den Männerbildern von 1981. Hier war mir dagegen besonders die Farbe wichtig. Ich habe immer Probleme mit der Farbe gehabt. Das ist heute noch so. Beim Malen denke ich dann zum Beispiel: »Mein Gott, jetzt hast du Rot gemalt, Blau hast du auch gemalt, Grün hast du auch gemalt. Was malst du denn jetzt?« In meiner Not greife ich dann meist zum Lila. Wenn ich Lila gemalt habe, denke ich: »O Gott, jetzt gibt es nur noch Orange, Braun und dann noch Grau.« Das ist dann das letzte. Und dann gibt es keine Farben mehr. Dann fang ich wieder von vorne an. Also mit der Farbe habe ich große Probleme. Bis zu diesem Bild habe ich mich farblich auch sehr zurückgehalten. »Die Freundesgruppe« ist mein Schritt in die Farbe. Es ist mein erstes richtig buntes Bild. Alle Farben sind vorhanden. Gelb, Rot, Grün, Blau, Braun, Rosa, Grau.

D: Repräsentieren die Farben in diesem Bild das individuelle Allgemeine der einzelnen Freunde – zwischen Praxis und Schicksal wie du sagst – oder warst du hier schlicht damit beschäftigt, so viele Farben wie möglich in einem Bild zu bewältigen?

P: Beides trifft zu. Man kann die Farben schon auf die Personen beziehen. Sie sind Teil der psychologischen Analyse, als Stimmungen, Tageszeiten und Charakterisierungsmerkmale. Aber für mich war das auch wieder einmal der Versuch, mit der Farbe überhaupt weiterzukommen. Ich gehöre ja nicht zu den Malern, die in den Farben schwelgen. Mich hat mehr der Punkt interessiert, wo Repräsentation und Antirepräsentation zusammenfallen. In Baselitz' Gesicht ist mir das ganz gut gelungen, glaube ich. Wenn ich das Bild so sehe, habe ich das Gefühl, daß ich da noch ein Stück weitergehen könnte. Das ist immer noch ein offenes Problem für mich. Ich will das irgendwann noch mal anpacken. Das muß noch mal völlig umgearbeitet werden.

D: Hat die Arbeit an STANDART denn auch von der Arbeit an einem derart poetischen Bild gewonnen?

P: Sicher. Das greift ja ineinander. Ich habe immer versucht, neben der Abstraktion etwas Sinnliches zu erzielen. Umgekehrt hat die »Freundesgruppe« aber auch etwas Konzeptuelles. Diese deutliche

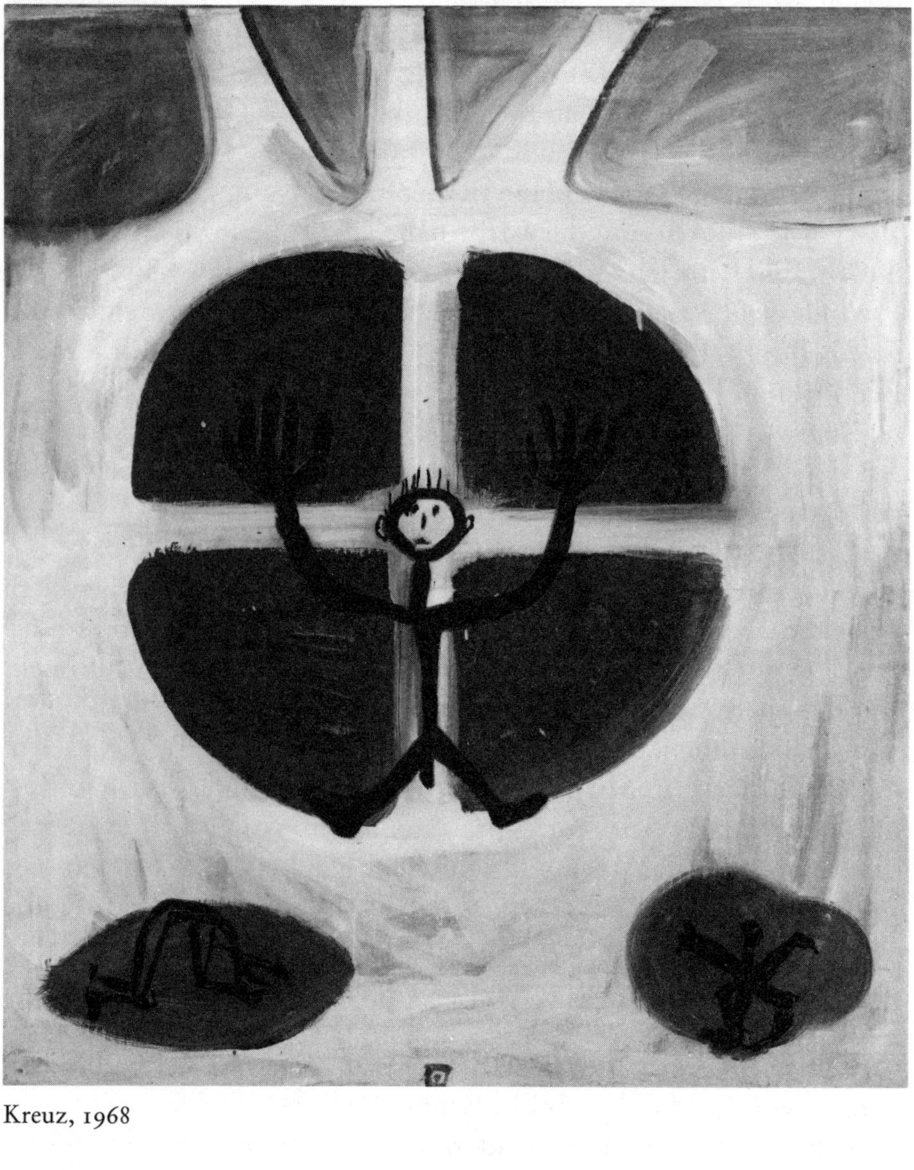

Kreuz, 1968

Differenzierung, diese starke Individualisierung der Einzelteile, mit der ich erreichen wollte, daß jedes Bildteil eine spezifische Form und die wiederum ein spezifisches Signal darstellt, ist hier auch enthalten, obwohl das Bild sehr persönlich und literarisch ist.
D: Meinst du den Versuch, eine Form für die Darstellung größtmöglicher Komplexität und das Nebeneinander qualitativ verschiedenster Dinge innerhalb der Gesellschaft zu finden?
P: Ich meine die Idee der Vollständigkeit. Ein Bild anfüllen mit einer unheimlichen Menge von differenzierten Signalen, so daß eine vollständige Darstellung einer ganzen Stadt oder der DDR zum Beispiel möglich wird. Das ist natürlich Wahnsinn. Aber ich habe es ernsthaft versucht, besonders in den 70er Jahren.

D: Das Kreuzbild von 1968 ist auch ein Beispiel für dieses Ineinandergreifen von Sinnlichkeit und Bildgrammatik. Was ist eigentlich das Thema dieses Bildes?
P: 1968 gingen alle Hoffnungen und Ideale baden. In diesem Bild kann man sehen, was übrigblieb.
D: Die Hauptfigur ist zwischen vier roten Blöcken eingeklemmt, die ein Fadenkreuz bilden.
P: Ja, sie ist eingequetscht. Und dieses Eingeklemmtsein war 1968 ein weit verbreitetes Gefühl im Osten. Das Bild ist fast wie ein Hilfeschrei. Es hat dieses »helft mir!«. Aber zugleich ist es schon der Versuch von Selbstbehauptung. Selbstbehauptung in der Krise oder Selbstbehauptung im Kreuz. Ein eigenartiges Gemisch aus Hilferuf und Selbstbehauptung.
D: Reagierst du mit dem Bild auf die Ereignisse des Jahres 1968, auf den Einmarsch der russischen Armee in die ČSSR und das, was darauf unter anderem in der DDR folgte?
P: Natürlich wollte ich diese aktuellen Dinge reinbringen. Das lag ja alles in der Luft im Osten. Es war überall spürbar. Nur offen darüber sprechen konnte man nicht. Man wußte, daß es laufend

Verhaftungen gab und daß man sehr aufpassen mußte, wenn man nicht im Gefängnis verschwinden wollte, wo einem dann von irgendwelchen Dummköpfen die Zähne ausgeschlagen wurden. Es war eine sehr beklemmende Atmosphäre. Und dieses Eingeklemmtsein habe ich hier dargestellt, mit dieser Figur im Fadenkreuz und der anderen zusammenbrechenden Figur unten links. Ich persönlich wollte damals überhaupt nicht verzweifelt sein. Und deshalb wollte ich auch keine sinnliche Formgebung mehr. Ich wollte es abstrakt, in einer kälteren und härteren Form.

D: Liegt darin ein Motiv für STANDART, eine harte Form der Darstellung zu erarbeiten, als Absage gegen Verzweiflung und Resignation?

P: Ich wollte stärker in die Realität eindringen, ohne persönlich zu verzweifeln. Und dafür mußte die ganze Sache einfach härter werden. Ich wollte jetzt zur Abstraktion der Figur kommen. Das Kreuzbild fällt genau in diese Phase, in der das immer notwendiger wurde. Es enthält zwar noch viel richtige Malerei, als Abstraktion von Kälte zum Beispiel. Aber die Figur wird schon unpersönlicher. Ich empfinde das hier noch als eine ziemlich kindliche Formulierung. Später habe ich das dann zu einer abstrakten Reinheit gebracht. Neben der Abstraktion der Figur wollte ich auch die Abstraktion von Zeichen und Signalen, woraus dann STANDART geworden ist. STANDART als eine Verbindung von Ich, Tun und Signal. Wobei es mir zu Anfang darum ging, das Ich endlich einmal festzunageln. Und dazu mußten alle erzählerischen Attribute der Ich-Darstellung verschwinden. Das »Ich« sollte eine abstrakt verdichtete Figur sein. Diese Bemühungen führten dann dazu, daß die Funktionäre im Verband Bildender Künstler sagten: »Abstrakte Menschen wollen wir nicht«, so daß ich schon 1969 wieder verschwand aus der Organisation.

D: Du bist nie ein offiziell anerkannter Künstler in der DDR gewesen.

P: In der Tat. Aber dieser Ausschluß fiel in die Zeit, in der die sozialistischen Ideale eh' zerplatzten. Ich hatte das Gefühl, daß jetzt jeder aufgerufen war, sein Ich zu entdecken, sich zu überlegen, was er überhaupt als Ich will. Und dazu mußte man erst einmal aus der Manipulation herauskommen. Man mußte die Menschen aus der ideologischen Steuerung befreien. Ich mußte mich selber aus der Steuerung befreien. Und dazu mußte ich mich direkt mit mir selbst konfrontieren, in diesem Eingeklemmtsein, das wie ein Steuerrad funktionierte.

D: Auch die beiden Figuren im unteren Bildteil tragen schon Züge von STANDART-Zeichen.

P: Ja. Unten links ist die abstrakte Trauer. Unten rechts die kindliche Freude. Wie eine Maske, die einmal lacht und einmal weint. Ich bin hier schon mitten drin in dem Prozeß, der zu STANDART führte. Allerdings bin ich hier noch damit beschäftigt, Figuren in Abstraktion zu überführen. Im weiteren Verlauf dieses Prozesses habe ich dann an einem Baukastensystem gearbeitet. Ich wollte von klar formulierten abstrakten Zeichen ausgehen können, um mit diesen wie ein Ingenieur oder ein Erfinder arbeiten zu können. Das war der Gedanke einer Bildarchitektur, der 1968 beginnt, deutlicher zu werden. Ich wollte mich von der Induktion loslösen, um zu einer deduktiven Welt zu kommen. Ich wollte weg von der Sinnlichkeit, sei sie impressionistisch oder wie auch immer. Nachdem ich gesellschaftliche und geometrische Beziehungssysteme analysiert hatte, wollte ich jetzt ganz konkret Abstraktion auf Systeme anwenden und den Systembegriff selbst zu einer deduktiv geläuterten Form bringen.

D: Du hast einmal gesagt, STANDART wäre gleich »Konzept, Plan, Idee, Strategie« und der Begriff enthielte »Gefühls- und Wortassoziationsmöglichkeiten zu Standard (stendardo, Standarte), zu Stand (feststellen, Zustand oder Stand im Sinne der Ständeordnung) und Art (artifiziell, art)«.*

* A.R. Penck: »Standart. Einführung des Begriffes«, in: Katalog A. R. Penck, Kunsthalle Köln 1981, S. 101.

P: Ja, das habe ich versucht, zusammenzudenken in diesem Begriff. Aber die entscheidende Absicht war nach wie vor die, zwischenmenschliche Beziehungslogik sichtbar zu machen. Und zwar in einem Bild, das abstrakte Klarheit und Faktizität vereint. Um dahin zu kommen, habe ich mich sehr intensiv mit Perceptionsverhalten und mit dem Sehen überhaupt beschäftigt. Übertragen auf Möglichkeiten von Abstraktion habe ich bei ganz einfachen Sehvorgängen angefangen. Ich habe zum Beispiel untersucht, wie das Auge einen Punkt wahrnimmt, wie es von einem Punkt zu einem anderen sich bewegt, wie es zwischen zwei Punkten hin und her geht usw. Auf diesem Weg bin ich schließlich zu bildlichen Standarts gekommen, von denen ich hoffte und glaubte, daß sie es mit Verkehrszeichen aufnehmen könnten.

D: Was sind denn die wichtigsten Merkmale eines Standarts?

P: Das wichtigste Merkmal ist, daß es wirklich wie ein Verkehrszeichen funktioniert. Und das ist nur dann der Fall, wenn die Struktur des Bildes so einfach und klar ist, daß erstens jeder es vollständig perzipieren kann und daß zweitens jeder es imitieren und reproduzieren kann, so daß es Informationsbesitz und Kommunikationsmöglichkeit jedes einzelnen wird.

D: Besteht darin die »Demokratisierung der Künste«, die dir damals vorschwebte?

P: Ich wollte dazu beitragen, den Unterschied zwischen Profis und Dilettanten aufzuheben. Dazu mußten Standarts her, die für jeden ganz verstehbar und dann verfügbar, also handhabbar waren. Das war die Idee.

D: Warum war die vollständige Verständlichkeit der Standarts so bedeutend für dich?

P: Weil ich etwas anderes wollte als die Tradition der Kultbilder, die immer nur Schrecken oder Bewunderung auslösen sollen.

D: Und die über politische, ökonomische und soziolinguistische Repräsentationen Gruppen-, Klassen- und Rassenunterschiede festschreiben und verewigen und über gezielt erzeugtes Unverständnis Distinktionsmöglichkeiten schaffen?

P: So formuliert das der westliche Intellektuelle. Aber ich glaube, du meinst das Richtige. Die Primitivität sollte aber nicht das entscheidende Kennzeichen eines Standarts sein, sondern der operationale Zugriff auf diese Zeichen. Sie sollten von den Menschen verstanden, imitiert und verwendet werden können. Die individuelle Besonderheit jedes einzelnen sollte auf einer höheren Erkenntnisebene operieren können. So hab ich mir das gedacht. Gesehen wurde allerdings nur abstrakte Höhlenmalerei.

D: Zur Arbeit an STANDART gehören ja auch die Standart-Modelle. Waren die eigentlich gedacht als soziale Skulpturen auf Marktplätzen und an anderen öffentlichen Orten?
P: Zum Teil ja. Aber der Anfang dieser Modelle war erst einmal ein Zufall. Ich hatte in meinem Atelier all diese Pappkartons, und die wollte ich irgendwie verarbeiten. Das war 1973. Und weil ich in dieser Zeit Abstraktion auf alles anwenden wollte, kam mir die Idee, eine Art logische Maschine zu entwerfen. Ich wollte die Logik als Plastik. Ich habe auch mal geträumt, daß man das kinetisch machen kann. Aber den Gedanken habe ich schnell wieder fallengelassen. Ich hab es dann wieder auf diese einfache, naive und abstrakte Art und Weise gemacht. Das erste Ding, das ich gemacht habe, war die »Energiemaschine«. Die besteht aus einer schiefen Ebene, die in einen Kasten führt, und einer Art Pappschlitten. Wenn man den auf die schiefe Ebene setzt, rutscht er herunter und fällt in den Kasten. Und wenn er nicht in dem Kasten bzw. in dieser »Falle« bleiben soll, muß man ihn herausnehmen und wieder oben auf die Ruheplattform setzen. Damit wollte ich einen einfachen Vorgang des Energie-Zusammenhangs verdeutlichen. Das heißt also, wenn man in der Falle der Lähmung sitzt, muß man die Energie aufbringen zu potenzieren. Das wollte ich meinen Zeitgenossen in der DDR vorführen. Aber die haben bis heute noch nicht begriffen, wie das in Gang gehalten wird, das ganze

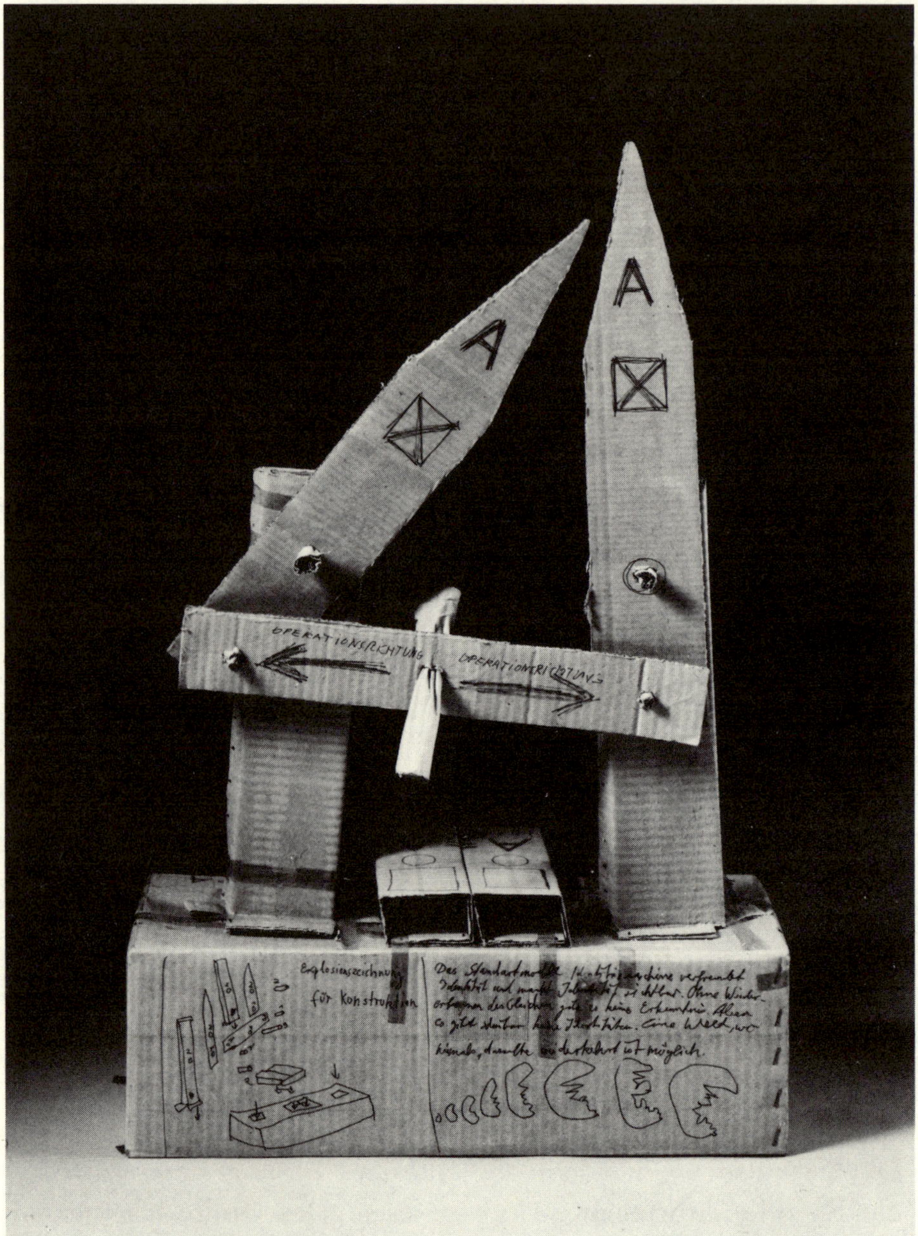

Standartidentitätsmaschine, 1972/73

Ding. Die sind wirklich nur in den Kasten gefallen und warten jetzt darauf, daß einer kommt und sie wieder herausholt. Ein anderes Ding, an das ich mich erinnere, ist die »Identitätsmaschine«. Die ist aufgebaut auf der Identitätsgleichung A = A. Das sind die beiden identischen Pappkartons, die unten in der Mitte liegen, und die beiden Pfeiler. Der Witz an der Maschine ist jetzt der, daß man die beiden Pfeiler bewegen kann, man sie aufeinander zu- und voneinander wegbewegen kann. Da ist das dann eine veränderte Identität.

D: Das Nichtidentische innerhalb einer Identität?

P: Ja, das ist keine abstrakte Identität mehr, sondern eine bewegliche. Du kannst sie identischer machen, du kannst sie aber auch von sich entfernen, ohne die Identität zu verlieren. Und da kommt dann auch wieder das Energieproblem herein. Um Veränderung innerhalb der Identität zu bewirken, mußt du Energie aufbringen. Ich habe mir diese Maschine als ein riesiges Ding auf einem Platz vorgestellt. Es sollte eine wirkliche Plastik sein, die die Leute wirklich verändern können, indem sie sich an diesen Hebel in der Mitte hängen. Je nachdem, wie sie gelaunt sind, können sie das Ding zusammenschieben oder auseinanderreißen. Die Plastik würde also wirkliche Stimmungen anzeigen. Das war die Idee. Aber die ist natürlich auch nie realisiert worden.

D: Könntest du dir vorstellen, daß eine solche öffentliche Skulptur noch einmal Sinn machen würde?

P: Nein, das ist vorbei. Selbst der Gedanke ist nicht mehr reizend. Meine Antwort auf die Frage nach der öffentlichen Skulptur war mein Beitrag für die Ausstellung »Skulptur-Projekte-Münster« 1987. Die Idee war, daß eine meiner Kleinplastiken auf dem Schreibtisch des Oberbürgermeisters von Münster stehen sollte. Die Skulptur hieß »Frau mit ausgebreiteten Armen«. Das wurde dann auch realisiert. Im Katalog ist ein schönes Photo von diesem Projekt abgebildet. Aber zurück zu STANDART. Das ganze Projekt gipfelte am Ende in den Standart-Bildern, die aber auch schon das Ende von STANDART markieren. Das Ding war gescheitert, keiner hat mitgemacht, außer ein paar befreundeten Künstlern. Und das war ja gerade nicht der Gedanke gewesen.

D: Wie zeigt sich das Scheitern von STANDART in den Standart-Bildern von 1973. Zum Beispiel in »Standart-Evolution«?
P: Eines dieser Bilder hat den schönen Titel »Endart«. Und genau damit haben diese Bilder zu tun, mit dem Ende. Es war eine sehr kritische Zeit. Die Beziehung zu meinen Freunden war am Ende. Wir waren menschlich, aber auch mit unserem Latein am Ende. Es gibt solche Situationen, wo sich alles zerstreut, wo jeder auf sich selbst zurückgeworfen wird und sich die Kommunikation auflöst. Eine Endsituation zeichnet sich ja dadurch aus, daß das Ding zu kompliziert wird, daß alles so komplex wird, daß es keine richtige Lösung mehr gibt. Man operiert noch an der Kiste herum, aber es ergibt sich nichts mehr daraus. Und genau so war das damals.
D: Wart ihr auch politisch am Ende?
P: Ja, auch politisch waren wir am Ende. Der ganze Untergrund, den wir uns in den 60er Jahren aufgebaut hatten, war am Ende. Und in den Standart-Bildern wollte ich das Ganze noch mal zusammenfassen. All das, womit ich mich so abgemüht hatte. Die ganzen Analysen unseres strukturierten Signaldaseins. Die Frage, inwieweit wir die Signale selektieren oder die Signale uns selektieren usw. Ich wollte auch mir selber vor Augen führen, was das denn nun alles gewesen ist. Das wollte ich in eine visuelle Darstellung bringen. Und in diese Bilder habe ich alles hineingepackt. Meine ganzen Träume und Wünsche, alles, was ich glaubte erkannt zu haben, aber auch das, was ich in der Zukunft machen wollte. Also größtmögliche Differenzierung der Endsituation und Zukunftsschau in einem. Es sind Konzept-Kisten, die man mit auf Reise nehmen kann. Die sechs Bilder stellen meine private Enzyklopädie dar. Und in diesen Bildern habe ich den Schritt von der Deduktion

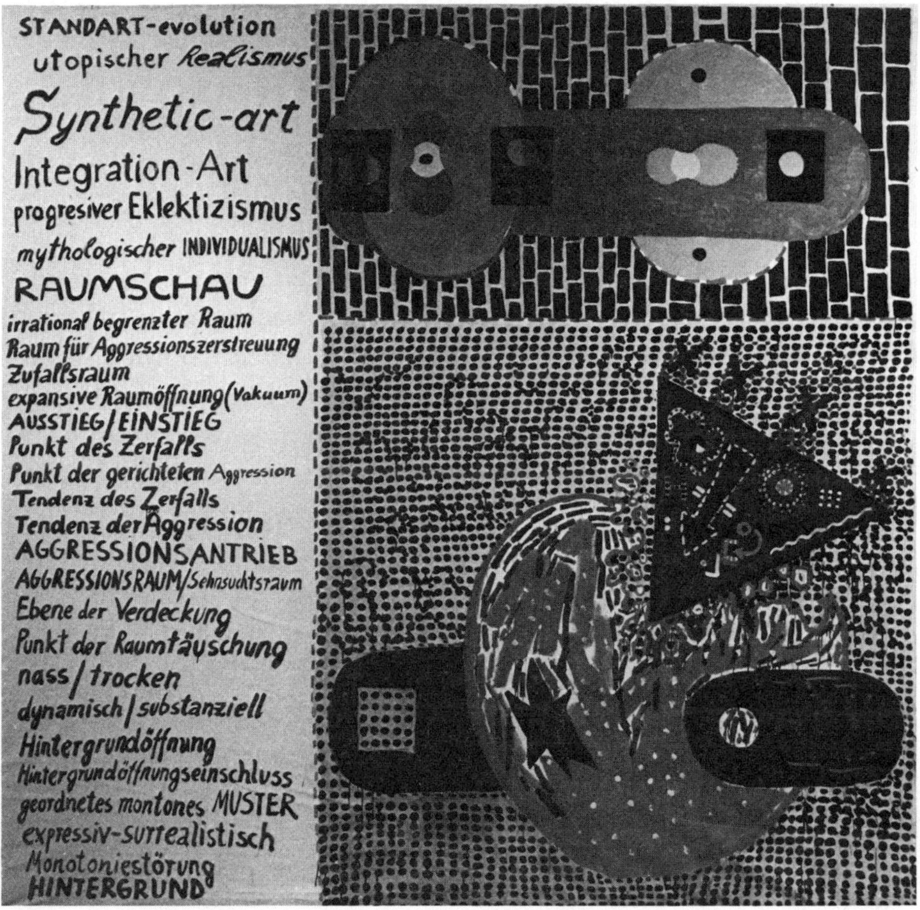

Standart-evolution, 1973

zur Synthese vollzogen. Das heißt, die einzelnen Standart-Elemente bilden jetzt selbst wieder komplizierte Systeme, die ganz synthetisch-abstrakt gebaut sind.

D: Wie sieht das denn als Bild aus?

P: In »Standart-Evolution« zum Beispiel hat mich das Chaotische beschäftigt. Die aufplatzende Kugel. Chaos, Zerstreuung, Energieentwicklung. Und dann wieder Ansätze von Konstruktion im oberen Bildteil rechts. Ein gestörtes rationales Muster, womit das Thema der Täuschung ins Spiel kommt. Die Begriffe in der linken Hälfte sollten wie ein Plan funktionieren, den man quer durch das ganze Bild entlangfahren kann. Ein Begriffsplan, in dem die Elemente aufgeführt sind, aus denen das Bild synthetisiert ist. Das war die Idee eines Bildes, das seine eigene Beschreibung mitliefert, wie ein Fernseher. Diese Bilder sind immer noch sehr wichtig für mich. Hier habe ich mich voll auf die Komplexität der Gesellschaft eingelassen. Sie sind das Vollständigste, was ich gemacht habe. Und auch heute noch sind sie für mich Fahrpläne, an denen ich mich orientiere, wenn ich mal einen Schwachpunkt habe. Diese Bilder waren, wie gesagt, ein Endpunkt in vieler Hinsicht. Danach ging ich zur Armee. Und das hat mich dann vollkommen verändert. Man hat mich vor die Alternative gestellt: entweder Psychiater oder Staatsanwalt. Und da blieb mir nur noch der Weg in die Armee. Aber ich habe mir gedacht, die werden noch ihre Freude an mir haben. Und das hatten sie dann auch. Im Kasino gab es eine Musikbox. Da fand ich meine Trost-Abklatsche von West-Pop. »Get Down« hieß eine unvergeßliche Nummer, mit der ich den Offizieren auf die Nerven ging. Das war ein Signal, das nicht spurlos an mir vorüberging. Das hat zweifellos meinen Stil geprägt. In der Armee war ich nahe dran am real existierenden Sozialismus, und das brachte Klarheit. Und die Klarheit brachte Konzentration auf die wichtigen Sachen.

Als ich dann, aus der Armee entlassen, wieder in meinen alten Räumen stand, hatte ich überhaupt keine Orientierung mehr. Standart war gescheitert, der Untergrund am Ende. Die einzige Klarheit war die eigene Unklarheit. Ich bin dann erst mal spazierengegangen. Ich wohnte in einem preußischen Dorf, in einer ländlichen Gegend. Da waren Seen, Bäume, ein romantischer Fleck. Und da sah ich das Schilf sich bewegen. Und das kam mir wie ein Symbol vor für meine eigene Situation, dieses Schilf im Wind. Was ist der Mensch? Ein schwankendes Rohr (lacht). Ich ging nach Hause, und da geschah es dann: das existentielle Bild. Ich habe es dann auch noch »Schilf« genannt. Es war das erste Bild der Mike-Hammer-Serie. Es war mir sofort klar, daß in diesen Bildern eine andere Kraft war, eine andere Energie, zum Beispiel die, dieses Existentielle durchzuhalten. Es lohnte sich nicht mehr, für die Schweine zum Pinsel zu greifen. Dabei war nichts herausgekommen. Es hatte keinen Zweck, Vereinbarungen zu treffen zwecks Veränderung der Lage. Die Automatismen in den gesellschaftlichen Beziehungen ließen sich nämlich schwerer beeinflussen, als ich zu Anfang des Standart-Projekts geglaubt hatte. Die Mutanten und Mutationen ließen auf sich warten. Und die Kommunisten haben nicht verstanden, daß ich sie für Untergrund hielt. Der Untergrund hätte ihre echte Form werden können. Statt dessen wollten sie auf dem Untergrund des Kapitalismus ihre Herrschaft errichten und selbst Repräsentanten einer neuen Herrschaft sein. Ach, das ist ein unerfreuliches Kapitel, und es harrt noch einer tiefgreifenden Problemanalyse. Mike Hammer war meine erste Antwort auf diese Situation der 70er Jahre. Heiner Friedrich hat dazu gesagt: »Ein junger Künstler versucht sich auszudrücken.« Und Mike Hammer sagte zum Beispiel: »Ich will Konzept-art töten. Zeit ist nicht Zeit.«

D: Und er hat auch gesagt: »Das Geheimnis meiner Existenz ist das Dunkel, das ich gewinne, und das Licht, das ich verstrahle.« War das sein Programm?

P: Ja. Aber er sagte auch: »Der von ihnen erzeugte Terror entspringt ihrer tiefen Angst, deren Wurzeln ich bloßlege.«

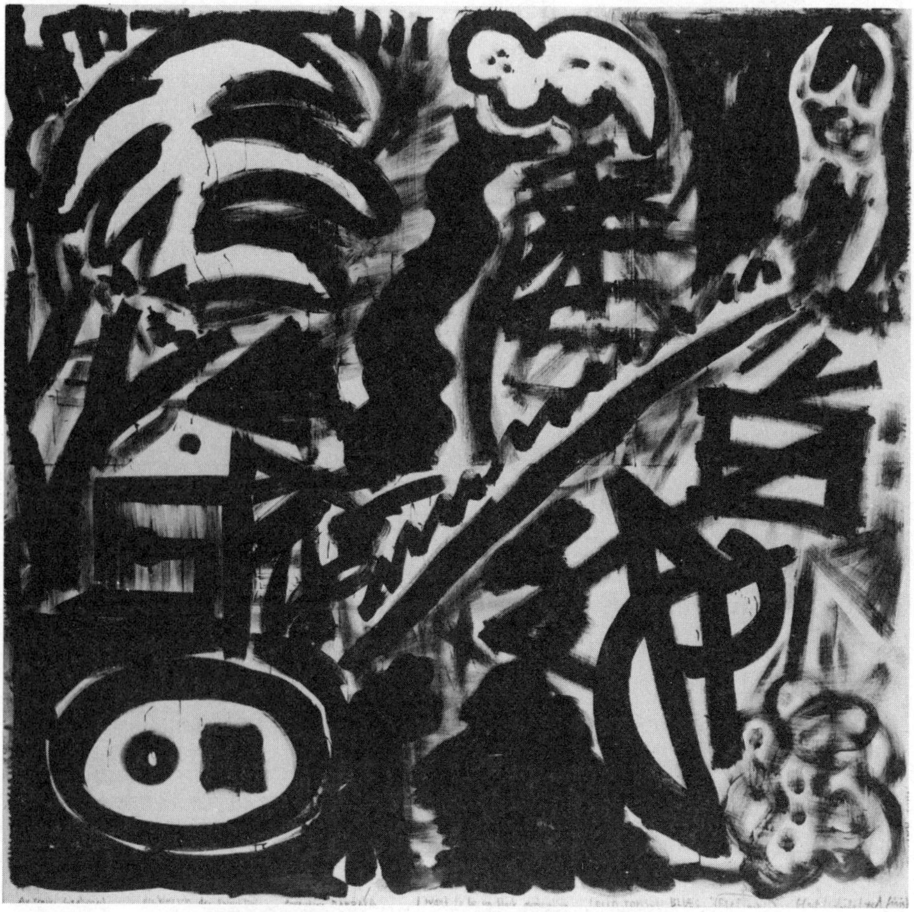

Mike Hammers Geburt (Die Wurzeln des Faschismus), 1974

D: Und entsprechend heißt ein Bild »Mike Hammers Geburt (Die Wurzeln des Faschismus)«. Aber wo kommt eigentlich der Name her?

P: Dazu gibt es eine Anekdote. Ich wollte mich Michael Hammer nennen. Michael nach Michael Werner natürlich. Und daraus wurde Mike Hammer. Die Detektivromane, die Michael Werner mir daraufhin aus dem Westen mitbrachte, fand ich allerdings etwas komisch. Da konnte man zum Beispiel lesen: »Ich zog ihn unter dem Tisch vor, versetzte ihm einen linken Haken und sagte: ›Das machst du nicht wieder mit mir.‹« Na ja, da habe ich erst mal keine direkte Verbindung zu meiner Arbeit gesehen. Aber mit der Tätigkeit eines Detektivs hat sie schon zu tun, auch heute noch. Ich muß immer irgendeiner Spur nachgehen. Im Fall der Mike-Hammer-Bilder war das die Spur der Aggression. Wie funktioniert und wirkt Aggression? Im Gegensatz zu den Standart-Bildern, in denen ich größtmögliche Objektivierung angestrebt habe – die Bilder sollten die Funktion eines Lexikons erfüllen –, war ich mit den Mike-Hammer-Bildern einer enormen Subjektivierung auf der Spur. Das war zu einem Zeitpunkt, wo im Westen gerade alles Subjektive verpönt war. Michael Werner hat mich darüber aufgeklärt. Er sagte mir: »Paß mal auf, du machst jetzt gerade all das, was jetzt überhaupt nicht geht. Das ist im Westen verboten.« Aber das konnte ich überhaupt nicht nachvollziehen. Ich hab mir zwar alles in Katalogen angesehen, was es im Westen an Konzept-Kunst gab. Aber ich konnte damit nichts anfangen, weil ich im Beziehungssystem des Ostens funktionierte. Was ich von der West-Kunst wahrgenommen habe, konnte ich ja nur innerhalb östlicher Denkstrukturen verarbeiten. Das erste, was ich von den Dingen, die damals aus dem Westen kamen, plötzlich verstand, war Pink Floyd. Und zwar die Platte »Atom Herz Mutter«. Dazu hatte ich einen Zugang. Und das hat mich auch sehr beeinflußt. Ich habe dann mein Ding weitergetrieben. Und das war zu diesem Zeitpunkt die Aggression. Ich habe zum Beispiel Bilder anderer Maler übermalt oder zerstört. Auslöschen, vernichten, wegmachen. Das war wichtig nach dieser Phase komplexer Zeichensysteme.

D: Aus der gleichen Zeit, 1974, stammt auch dieses merkwürdige Bild zum Thema »Begierde«, in dem geschrieben steht: »Anstelle der Geld-Warenrelation hat die neue Gesellschaft die nackte Begierde gesetzt.«
P: Das Bild ist ein Sonderfall, ein absoluter Außenseiter. Es bezieht sich auf eine Dame, die ich damals heiraten wollte. Die ganze Geschichte zwischen mir und dieser Frau habe ich hier verarbeitet. Da siehst du mich als punktierter Nackter, der einer praktisch enthäuteten weiblichen Gestalt irgendwelche Zeichen macht und sie mit einem futuristischen Gerät anpeilt. Das Ganze ist in eine absurde Raumsituation versetzt. Dieser surreale Raum taucht dann am Ende meiner Zeit in der DDR in den »Chamäleon-Bildern« verstärkt auf. Aber das Begierde-Bild von 1974 ist eine private Sache, gesehen in bezug auf die immer desolatere politische Situation im Osten.
D: In dem Text »END« von 1974 sagst du an einer Stelle: »Noch ist die Wüste der Symbole nicht durchwandert, noch löchert dich Information, die du nicht bewältigst, noch gibt es Verdeckungen und Überkrustungen, deren Dahinter du nicht kennst.« Und dann schreibst du: »Symbol: eine Scheinklarheit außen und innen im Kern graues Rauschen.« Ist dieses graue Rauschen, das wir immer dann hören, wenn der Schein an der Möchtegernklarheit nicht mehr zu übersehen ist, damals schon ein Thema für dich gewesen?
P: Ja und nein. Ich habe mich mit dem Schein, der Lüge, den falschen Wegen und all dem negativen Scheiß sehr beschäftigt damals. Aber ich wollte diese Scheinklarheiten und Verkrustungen aufspalten. Aufspalten um jeden Preis, um zu den Elementen zu kommen. Irgendwo anfangen und nicht monoton bleiben oder stereotyp

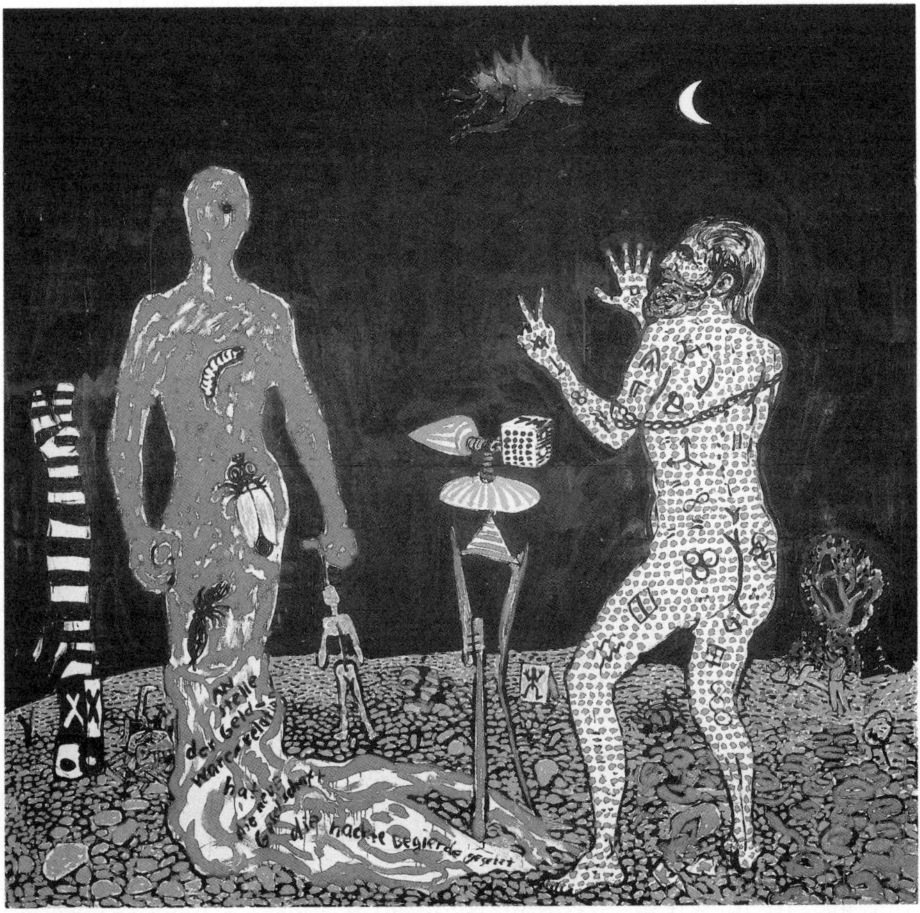

Ohne Titel, 1974

versteinern. Ich habe das verstanden als einen Weg zur Sprache hin und nicht von ihr weg. Und ich hatte auch ein Ideal. Und zwar das Ideal der klaren Undeutlichkeit und der optimalen Variationsbreite. Aber diese existentiell strukturalistische Arbeit war auch nicht das einzige, was ich machte. Parallel gab es nach wie vor Kollektivbilder mit Freunden aus der Malergruppe »Lücke«.

D: Diese Kollektivbild-Idee geht doch auf das von dir entwickelte TPT-Programm (team-psycho-techno-strategische Malerei) aus dem Jahr 1971 zurück. Der Gedanke dabei war, die Autorenschaft des sogenannten Individuums auszublenden und über Vorgaben aus der Gruppe die Automatismen ineinandergreifen zu lassen, die der einzelne in der Arbeitssituation abruft. Oder sehe ich das falsch?

P: Das war zumindest das Konzept, mit dem die Gruppe angetreten ist. Herausgekommen sind dann die merkwürdigsten Sachen. Unter anderem eine Reihe von Filmen. Vor allem Wild-West-Filme und Kriminalfilme. Dabei sind wir sehr viel in der Gegend herumgefahren, haben bei fremden Leuten geklingelt und alles, was wir auf der Straße sahen, in eine Geschichte integriert. Einmal haben wir etwas in einer Fabrik gefilmt, was damals verboten war. Und dann kam auch wirklich die Polizei, so daß wir die *wirkliche* Polizei im Film hatten. Und genau das war die Idee. Erfundene Geschichten aus solchen Realitätsaufnahmen basteln. Aber das war schon in der Endphase von »Lücke«.

1976 war das Ganze zu Ende. Ich mußte aus meiner Wohnung bei diesem preußischen Hauptmann a. D. in diesem preußischen Dorf heraus. Und obwohl ich das eigentlich gar nicht wollte, bin ich nach Dresden zurückgegangen. Da gab es eigentlich nichts mehr zu tun. Aber eine andere Möglichkeit hatte ich auch nicht mehr. Also ging ich dahin und traf die ganz alten Dresdner Freunde wieder, also meine Uralt-Freunde. In deren Arbeiten erwachte gerade das Expressive. Ich hatte das Gefühl, aus der Zukunft wieder zurück ins Mittelalter versetzt zu sein. Ich konnte mit dieser Situa-

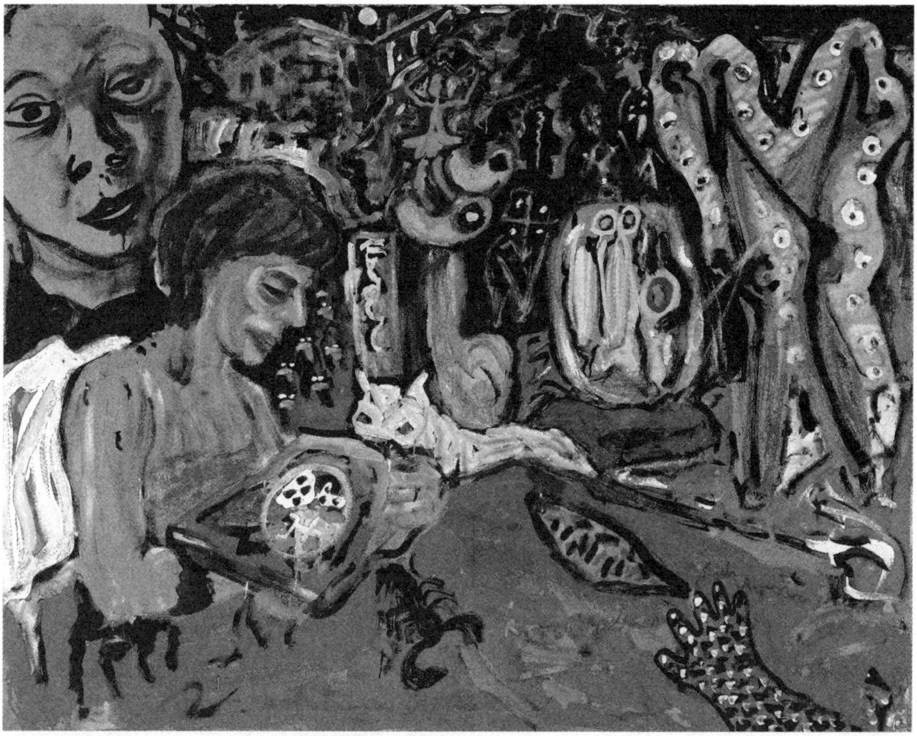

Der Wahnsinn der Vergangenheit ist irreparabel, 1977

tion überhaupt nichts anfangen. Und dazu mußt du dir Dresden vorstellen. Diese gemütliche Stadt. Sie liegt in einem Tal unter einer Dunstglocke und ist lieblich. Und durch die überall sichtbare Zerstörung aus dem Zweiten Weltkrieg auch absurd. Diese Stadt hat etwas Unheimliches. Dresden ist wahnsinnig gemütlich und hat gleichzeitig diesen gemütlichen Wahnsinn. Mensch, hab ich gedacht, du bist in einem surrealistischen Ding. In dieser Situation sind die »Chamäleon-Bilder« entstanden. Eine Mischung aus Surrealismus und Science-Fiction, in die ich alles Alte verwoben habe, einschließlich Dali, Picasso und der DDR-Kunst.

D: Ein Bild trägt den schönen Titel »Der Wahnsinn der Vergangenheit ist irreparabel«. Schließt das schon den Gedanken ein, daß das Nostalgische, das diese Bilder ja nicht nur erfüllen, sondern richtig übererfüllen, eine Sackgasse ist?

P: Wenn du in einer mittelalterlichen Kneipe sitzt, hat es keinen Zweck, mit dem Taschenrechner zu arbeiten. Also habe ich mich mit der Vergangenheit beschäftigt. Und daraus sind Bilder entstanden, in denen ich die Vergangenheit wieder heranhole. Und das Bild, das du ansprichst, ist sozusagen eine Kristallisation dieses Vorgangs. Einschließlich der Erkenntnis, daß diese Rückblicke und diese Zeitreisen in keinster Weise weiterhelfen. Und das betrifft das gesamte Phänomen der Nostalgie. Ich habe mich da mal kurz reingekniet, konnte aber nicht wirklich etwas damit anfangen. Gemessen an dem, was ich vorher gemacht habe, waren diese Bilder der absolute Rückfall. Sie sind zwar ästhetisch ganz interessant. Vielen gefallen sie sehr gut, weil sie die ganzen konventionellen Elemente haben. Aber für meine Arbeit haben sie keine große Bedeutung. Ich habe das Gefühl, daß wir diese Bilder rauslassen können. Das war, wie wenn einer, der gewohnt ist, mit dem Computer zu arbeiten, plötzlich einen Holzpflug nimmt und versucht, damit eine gerade Linie zu ziehen. Das ist komisch.

D: Vielleicht gefallen die Bilder einigen Leuten aber auch deshalb, weil der malerische Holzpflug im Westen der 80er Jahre wieder eine Möglichkeit war weiterzuarbeiten, weil man ihn als sauberes Konzept gegen die Nostalgie einsetzen konnte?

P: Ja gut. Mit solchen Gedanken habe ich dabei auch gespielt. Abgesehen davon, daß es immer schon meine Methode war, mit traditionellen Darstellungsformen moderne Bilder zu machen. In den Bildern, von denen wir jetzt sprechen, wollte ich das Surrealistische so übertreiben, daß es in Science-Fiction umkippt. Aber der Versuch ist gescheitert. Dabei erinnere ich mich an den letzten Versuch dieser Phase: Da stand ein Harlekin auf einem Stuhl, mitten in der Wüste. Der hatte ein Schild um den Hals hängen. Und auf dem Schild stand: »Bist du für den Frieden, oder bist du für den Krieg?« Aber das Bild stimmte hinten und vorne nicht. In der Wüste lag ein Pferdeschädel. Der wurde und wurde nichts. Und mit dem Harlekin hatte ich große malerische Probleme. Die Arbeit an dem Bild war einfach unerträglich. Ich habe es dann weggekracht. Und dann wurde ich furchtbar krank. Ich hatte eine Lebensmittelvergiftung verschleppt, und irgendein Schwermetall war in meinen Körper eingedrungen. Ein halbes Jahr lang hat mich diese Krankheit begleitet. Ich verlor jede Beziehung zu irgendwas. Das Möglichkeitsfeld war vollkommen abgegrast. Sogar die geliebten Schizophrenien wurden langweilig. Sogar die Auseinandersetzungen mit der Staatsbürokratie waren nur noch öde. Das war 1977, ein ziemliches Krisenjahr in meinem Leben.

Bis ich dann mit einem einfachen Stück Holz einen neuen Anfang machte. Ich weiß noch, daß es stark nach Harz roch, und das machte mich aggressiv. Ich begann an dem Stück Holz herumzuhacken. »Die alten Theorien waren futsch. Es begann eine Art Praxis«, habe ich einmal dazu gesagt.* Im Holzhacken, in dieser einfachen elementaren Erfahrung, hatte ich für mich eine symbolische Befreiung von all den gescheiterten Theorien gefunden, unter deren Einfluß ich zwanzig Jahre lang gearbeitet hatte. Die erste

* In: »Was ist Theorie? Was ist Praxis?«, Galerie Michael Werner, Köln 1983

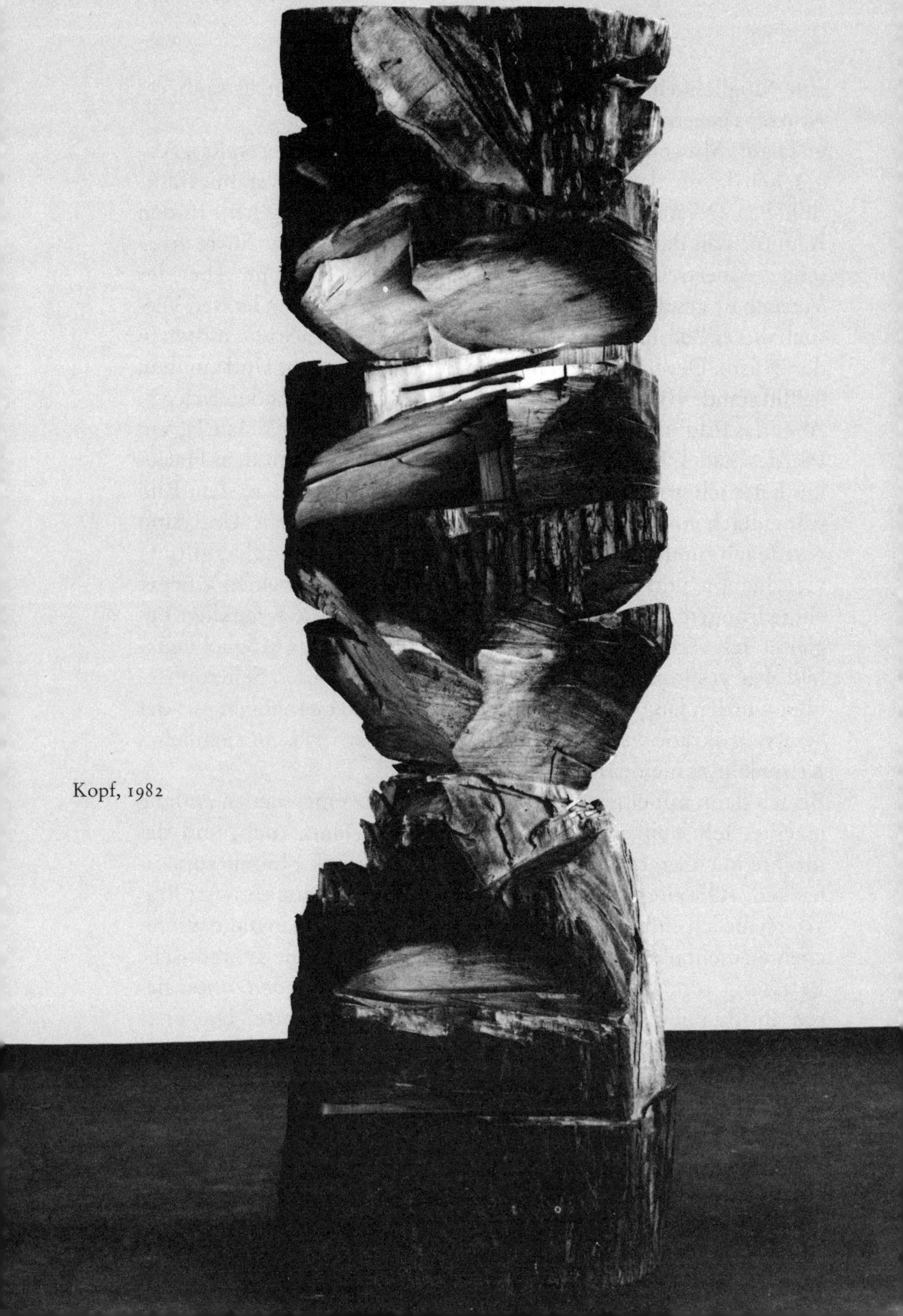

Kopf, 1982

Holzskulptur, die aus dieser Aggression entstanden ist, nannte ich »Widerstand«. Parallel dazu fing ich mit der Musik und vor allem mit dem Schlagzeugspielen an.

D: Du hast einmal behauptet, die Form des Raumes sei ein Existenzkriterium, und deshalb würdest du Skulpturen machen. Warum?

P: Das ist ganz einfach. Im Gegensatz zur Malerei verändert sich die Sache, indem man sich bewegt. Anders gesagt: Die Entstehung einer Skulptur ist ein Akt der Aggression gegen ein Objekt. Das wird durch Trieb, Wille, Ich und Information derart umgeformt, daß es in den Raum zurückstrahlt und ihn wie eine Rückkopplung transformiert. Die gegebene Tendenz des Raumes wird dabei verstärkt, neutralisiert oder auch verändert. Und weil diese Transformation durch die Individualität des Künstlers geschieht – mit allem, was in dieser wiederum an Über- und Nichtindividuellem mitspielt –, ist die so veränderte Form des Raumes ein Existenzkriterium. Das hat auch etwas zu tun mit dem persönlichen Versuch, in der Praxis und der Zerstörung einen Existenzbeweis zu finden. In der Malerei bin ich dagegen immer den umgekehrten Weg gegangen. Da habe ich immer versucht, von der Illusion wegzukommen und einen auf die Fläche projizierten Raum zu schaffen. Darüber haben wir ja schon gesprochen. Auf jeden Fall war das Holzhacken mein lange gesuchtes und ersehntes neues Leben im Osten. Aber das sollte nur sehr kurz sein.

D: 1980 kommst du in den Westen. War das auch für dich der Übergang aus einer verlorenen Zukunft in eine euphorisch kapitalistische Vergangenheit?

P: Über diesen Wechsel gibt es viele Erklärungen, Statements, Formulierungen. Es fällt mir jetzt schwer, das alles zu wiederholen. Und ich will nicht immer wieder die gleichen Klischees äußern. Als ich in den Westen kam, hatte ich das Gefühl, in meine Kindheit zurückzufallen und zugleich in eine Science-Fiction-Welt versetzt zu sein. Die Zeit blieb stehen und lief gleichzeitig weiter. Das war schon ein sehr merkwürdiges Gefühl, das an die Identität rührte. Ein ziemlich einschneidender Identitätswechsel stand an. Das war der gleiche Prozeß wie in meiner Malerei. Auch da geht es um die Identität, die wir innerhalb eines Systems haben und um die Möglichkeiten der Veränderung von Identität im Verhältnis zum System. Für mich ist das ein Vorgang von Spalten und Wiederherstellen, aus dem eine neue Haltung, eine neue Identität hervorgeht. Also im Westen angekommen – bis auf die Knochen verunsichert –, habe ich mich sofort an die Arbeit gemacht. Obwohl, der erste, der überhaupt in mir reagiert hat, war der Soldat. Was soll ich hier? Erst mal herausbekommen, wie das alles hier funktioniert. Also ab ins Pentagon (lacht). Na ja. Statt dessen habe ich angefangen, meinen Übergang zu überarbeiten. Man kommt eben von der eigenen Scheiße nicht los. Ich habe eine ganze Serie von Gouachen und Zeichnungen gemacht. »Ich und der Grenzpolizist« zum Beispiel. Was sich halt alles verändert im Moment des Grenzüberschritts. Das war meine erste Arbeit im Westen. Dann kam eine Phase, in der ich überhaupt nichts gemacht habe. Da bin ich sehr viel in Warenhäuser und vor allem ins Kino gegangen. Einer der ersten Filme, die ich gesehen habe, war Pasolinis »Sodom & Gomorra«. Dabei ist mir schlecht geworden. Und ich begriff sofort, das im Westen ganz andere Programme trainiert werden mußten. Aber ich habe schnell gelernt. Mein Lieblingsfilm war »Zombie I« von Romero.

D: Du hast dich dann an dem Projekt »Standart-West« versucht. Was sollte das eigentlich werden? Da gibt es zum Beispiel ein Bild, das mir immer sehr gut gefallen hat. Es ist eine fast abstrakt aufgelöste Standart-Figur in schwarz-weiß.

P: Das Bild gefällt dir? Da bist du aber einer der ganz wenigen. Ich glaube, ich kenne nur Leute, die es nicht mögen. Ein Museumsdirektor hat sich sogar geweigert, es auszustellen. Es war der erste »Standart-West«-Versuch. Auf das Bild war ich persönlich sehr stolz. Für mich war das abstrakter Kubismus. Der Schritt in den Kubismus war für mich eine Annäherung an die westliche Kultur. Aber gleichzeitig wollte ich das Ding existentiell haben. Deshalb hat es auch etwas von der Aggression der Mike-Hammer-Bilder. Da sind Signale, die keine direkte Verbindung zum Raum haben. Aber weil die Signale expressiv oder besser aggressiv gesetzt sind, entsteht durch sie ein kubistischer Raum. Man hat das Gefühl, es ergibt sich ein Raum ohne Raumillusion. Aber das ist natürlich auch eine Illusion, eine Augentäuschung.

D: War dieser mobile Bildraum aus Kubismus und Standart mit den Mitteln Mike Hammers die logische Schlußfolgerung aus der Übergangserfahrung?

P: Im Gegensatz zu »Standart-Ost« gibt es in »Standart-West« diese Raumstruktur. Das hat damit zu tun, daß sich hier die Kräfte in bestimmten Formen konzentrieren, etwas bewirken und sich dann wieder zerstreuen. Und das wollte ich darstellen durch eine Umformung des Kubismus, also der westlichen Moderne. Denn besonders im Osten war Kubismus für mich immer verbunden mit westlicher Kunst und Kultur. Bücher über Kubismus waren Heiligtümer im Osten. Natürlich auch, weil sie illegal waren, das heißt Giftschrankbücher. Die Auseinandersetzung mit dem Kubismus reicht bis in meine Kindheit zurück. Schon ganz früh hatte ich die Idee, Picasso mit Rembrandt zu bewältigen. Aber das war ein Trugschluß. Man kann ja auch Einstein nicht mit Aristoteles überwinden. Aber nach dem Übergang führte erst mal kein Weg an einer Umformung des Kubismus vorbei. Und das war und ist nach wie vor etwas, was noch geleistet werden muß. Weil der Kubismus einerseits die Verbindung zur Wirklichkeit abgebrochen hat, aber gerade dadurch auch immer beim Thema – der Wirklichkeit – geblieben ist. Und in dem Bild ist mir das auch gelungen. Darauf folgte noch eine Reihe farbiger Versionen. Die sind allerdings alle gescheitert. Ich habe alles mögliche probiert. Aber es ist immer schiefgegangen, weil die Farbe die Abstraktion zerstört.

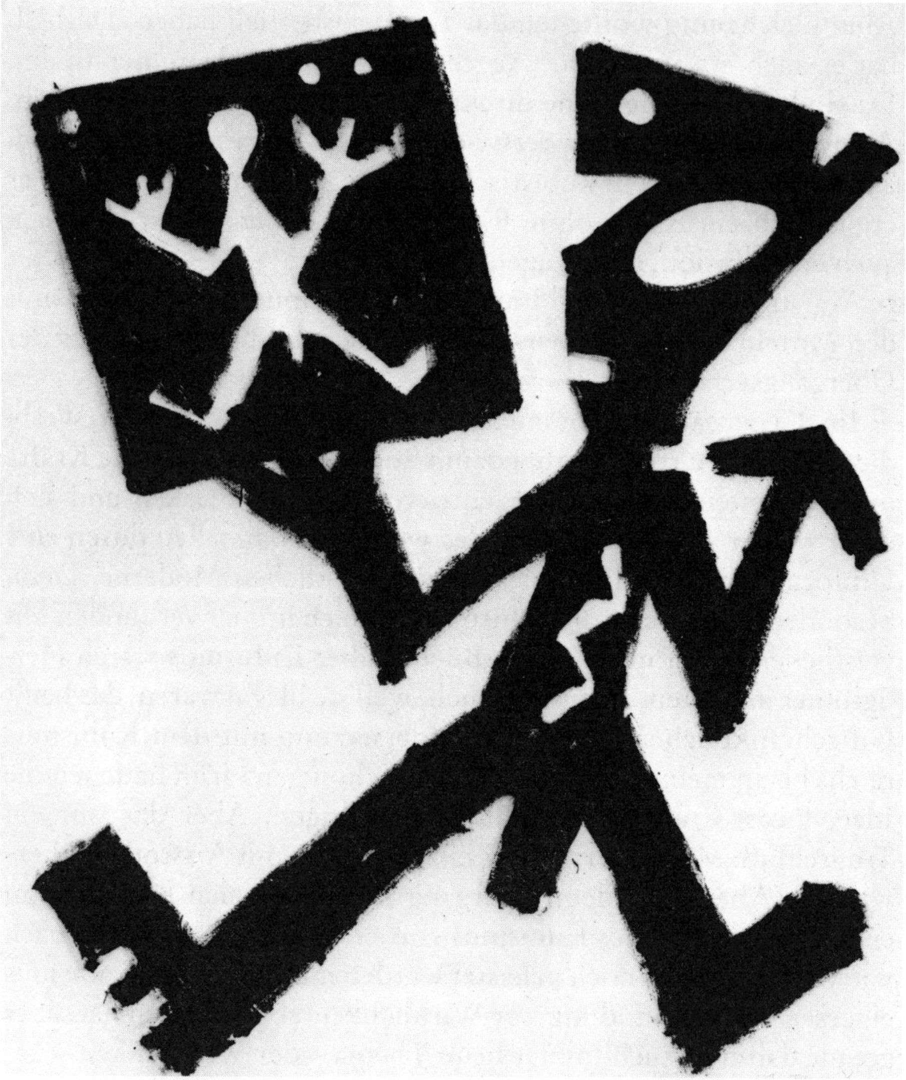

1 TI, 1981

Das nächste erfolgreiche Ergebnis, daß ich im Westen zu bieten hatte, war die TI-Serie. Das Thema war der Künstler. Und das ist ein spezifisch westliches Thema, der Künstler als eigenständige Funktion. Das gab es im Osten so nicht. Das zeigt sich zum Beispiel darin, daß ich im Westen plötzlich als Künstler angesprochen und auch angegriffen wurde. »Der kann ja überhaupt nicht malen«, und solche Sprüche beziehen sich ja auf den Künstler als Künstler. Im Osten war ich so nicht angreifbar. Da hatten meine Freunde und ich das Sagen. Und was die anderen machten, zum Beispiel die Staatskünstler und was vor uns gemacht worden war, brauchte uns überhaupt nicht zu interessieren. Im Westen dagegen stand ich plötzlich mitten in der Kunstgeschichte. Mit dem Übergang hatte ich die Unschuld verloren und mußte als Künstler Position beziehen. Deshalb habe ich kein Standart-Bild gemalt, sondern das Bild des Künstlers, der ein Standart-Bild hochhält (vgl. »1TI«). Denn das ist zunächst einmal alles, was er machen kann.
D: Aber die Künstlerfigur in diesem Bild sehe ich auch als ein Signal für das Kunstmachen. Der Arm als Pfeil, der Fuß als Harke. Und das Bild, das er zeigt, stellt sein Negativ dar.
P: Ja, richtig. Das Bild ist eine Aufforderung zur Arbeit. Vorwärts, vorwärts. Arbeiten, arbeiten. Darum ging es mir. Und das war ja auch das einzige, was ich hatte nach dem Übergang.
D: Du hast Anfang der 80er Jahre auch Kontakt zu Joseph Beuys gehabt. Was für ein Verhältnis hast du zu ihm und seiner Rede vom erweiterten Kunstbegriff gehabt?
P: Beuys war der erste wirklich nicht-konventionelle Künstler, weil er versucht hat, direkt auf die Menschen einzuwirken. Daß in irgendwelchen Museen abstrakte Bilder hingen, hat die Leute nie wirklich aufgeregt. Aber daß jemand aus diesem Kontext heraustritt und sie direkt anspricht – »Schau hin! So sieht das aus. Was sagst du dazu?« –, das hat sie beunruhigt. Und deshalb sind sie auch aggressiv geworden. Da wurde deutlich, daß sie durch Mauern getrennt leben und daß sie das auch so wollen. Das heißt,

sie wollen nicht aus der Enge ihrer Verhältnisse heraus. Sie haben sich darin eingerichtet und wollen in diesen Trennungen leben. Beuys hatte das erkannt. Er wußte, daß die Menschen in der Kälte, also in der Erstarrung und in der Enge ihrer Begriffe leben wollen. Und an dieser Stelle hat er den Hebel angesetzt, indem er das Mißverhältnis zwischen Kälte und Wärme und zwischen Enge und Weite eingesetzt hat. Das hat eine Zeitlang funktioniert. Die Leute sahen ein, worum es ging, oder sie konnten nicht anders, als aggressiv werden. Aber das stand und fiel mit seiner Person. Und der Gewöhnungseffekt tat das übrige.

D: Beuys schwebte eine Kunst vor, die in der Gestaltungsform der Gesellschaft aufgeht, wobei die Magie der Formen eine Schlüsselrolle spielen sollte. Sie sollten in die Substanzen hineinwirken und Veränderungen mit einleiten.

P: Der erweiterte Kunstbegriff in diesem Sinne hat allerdings nicht funktioniert. Und das war auch nicht besonders originell. Das gab es ja alles schon.

D: Die Idee geht zurück auf den bürgerlichen Idealismus eines Schelling zum Beispiel.

P: Vor allem kannte ich das alles schon aus dem Osten. Der Beuys hatte noch einen naiven Glauben. Mir war es ungeheuerlich, daß man das so noch haben konnte. Für mich war das politischer Kindergarten. Das war auch mein Problem mit Immendorff, obwohl der etwas skeptischer war. Trotzdem. Als es um konkrete Sachen ging – um Formen direkter Demokratie zum Beispiel –, habe ich mich engagiert und an verschiedenen Aktionen teilgenommen. Und wirklich interessant und originell ist Beuys' Geldbegriff. Geld nicht als Wirtschaftsbegriff zu sehen, sondern als einen Rechtsbegriff, einen Ordnungsbegriff, das finde ich durchschlagend. In dieser Neubestimmung des Geldes liegt Zukunft. Aus dem erweiterten Kunstbegriff ist nichts mehr zu holen. Aber an diesem Geldbegriff als Rechtsbegriff lohnt es sich weiter zu denken und zu arbeiten. Aber da war Beuys Ökonom und Denker. Als

Künstler produzierte er schlicht Kunst, die genauso im Museum installiert, transportiert, versichert und verkauft wurde wie jedes Bild. Seine Arbeiten sind auch Bild. Und Bild ist Bild. Ich habe mir im Osten immer vorgestellt, daß es im Westen eine Art organisiertes Bewußtsein gibt, aus dem heraus intelligent aktiv gehandelt wird. Aber das war wohl eine falsche Vorstellung. Es war eine meiner größten Enttäuschungen, feststellen zu müssen, daß sehr viel Zufall und Irrationales das Handeln im Westen bestimmt.

D: Welche Konsequenzen hast du daraus gezogen?

P: Also einerseits weiß ich, daß das Politische eine flache Kategorie ist. Ein Scheinding. Genauso wie auch ein Politiker ein Scheinsymptom ist. Die ganze Politik besteht doch wesentlich im Wichtigmachen von Entscheidungen, die vielleicht gar nicht so wichtig sind. Ich glaube, Politik tendiert zum Krieg, weil der Politiker denkt, da wird's ernst, da wird's wichtig, da wird's existentiell. Also eine ziemlich flache Kategorie, mit der man möglichst wenig zu tun haben will. Andererseits ist das Politische für mich immer sehr wichtig gewesen. Und daran hat sich bis heute auch nichts geändert. Die Arbeit daran reicht von der direkten Provokation, also wo ich zum Beispiel in ein Bild schreibe »Begin Mörder« – was übrigens in jeder Beziehung funktioniert hat, politisch und ökonomisch –, bis hin zu meinem Versuch, eine Verbindung zu schaffen zwischen Kubismus und politischem Bild, woran ich auch im Moment wieder arbeite.

D: Wie könnte sie denn aussehen, die Synthese aus Kubismus und Politik?

P: Meine politischen Bilder hatten immer diesen Grad von Naivität. Geschichtenerzählen, agitierende Strichmännchen und simple Verkehrszeichen. Von dieser naiven Ebene möchte ich wegkommen. Auf der anderen Seite ist natürlich dieser riesige Metaphernsumpf zu vermeiden, an dem Beuys nicht ganz schuldlos ist, ja den er mit geschaffen hat, indem er alle Begriffe metaphorisiert hat, wie er selbst gesagt hat.

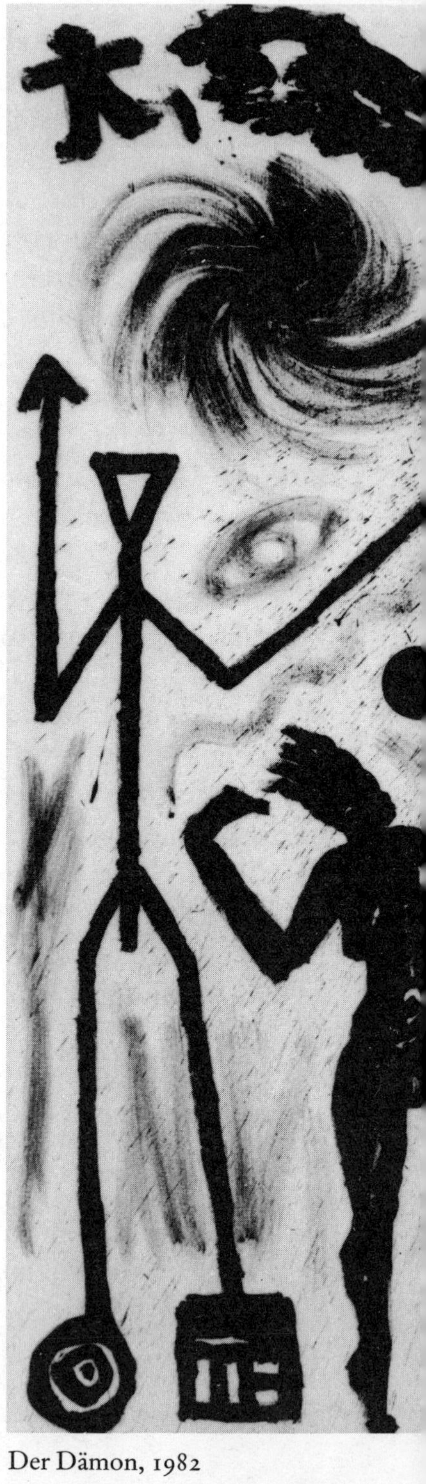

Der Dämon, 1982

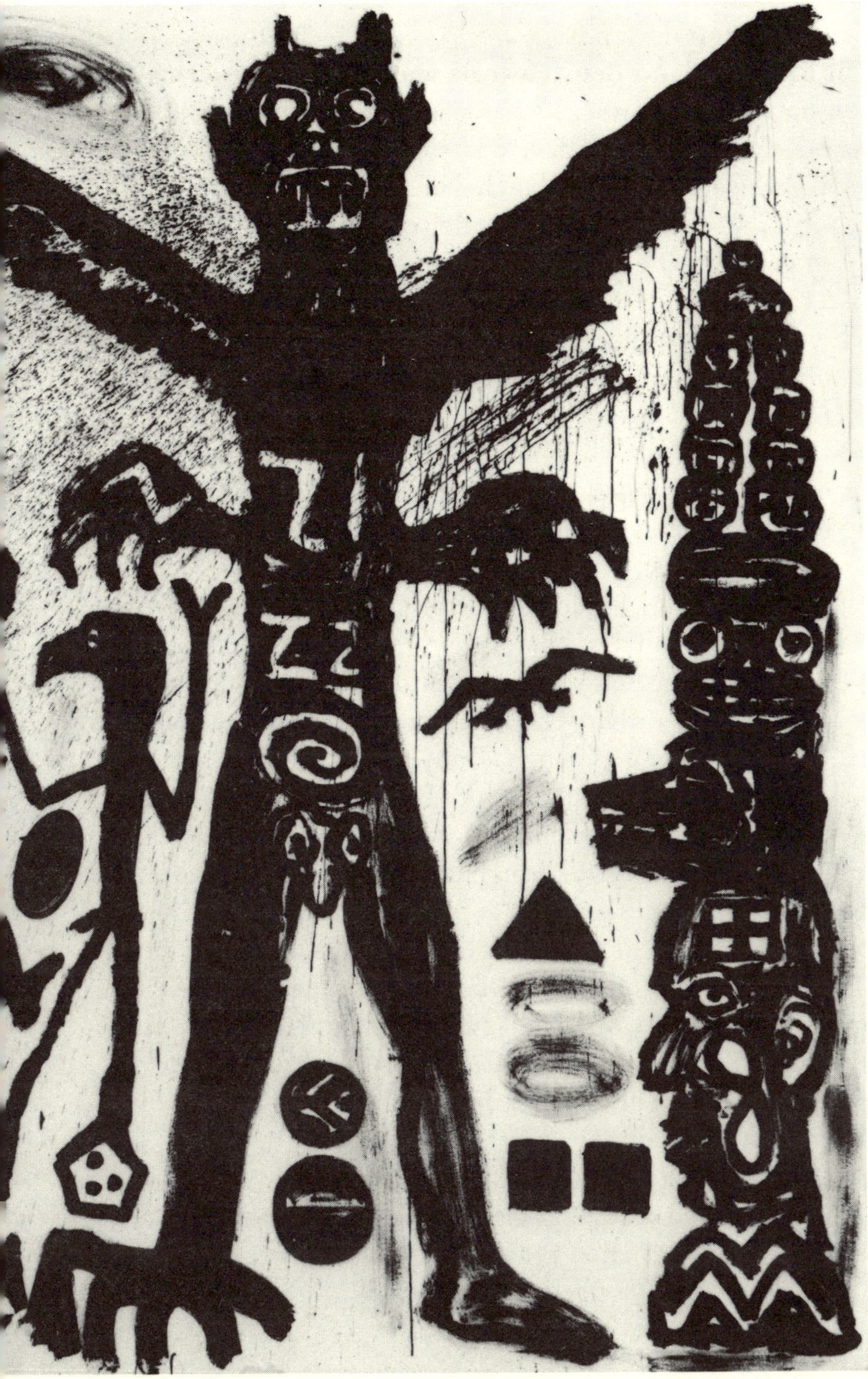

D: Was willst du statt dessen?
P: Ich will Klarheit. Und Beuys war da wichtig, wo er Klarheiten geschaffen hat. Das »Schwarze Loch« in der Kunsthalle Düsseldorf oder »Zeige deine Wunde«, das sind Arbeiten von großer Klarheit. Teilweise hat er aber auch viel verunklart. Das Sentimental-Utopische bei ihm hat zum Beispiel nicht zu klärenden Ergebnissen geführt. Die Forderung nach Klarheit oder Vollständigkeit ist für mich ein wichtiges Kriterium. Mich beschäftigt auch nach wie vor die Frage nach der Wahrheit. Aber daran kann man nur rühren, wenn ganz klar ist, daß die Kunst sowieso Lüge ist.
D: Du hast einmal gesagt: »Ich bin ein thematischer Künstler. Ich habe erst ein Thema, und dann male ich ein Bild.« Nun ist dir sicher die Plattheit nicht entgangen, daß in der Kunst jedes Thema eine Frage der Form ist.
P: Ich denke in Themen. Mich interessiert das. Und dann denke ich darüber nach, wie ich das darstellen will. Meine Arbeit besteht darin zu definieren, was ich sagen will und wie ich es sagen will. Und das läuft oft auf synthetische Formen hinaus, also auf Bilder, in denen ich das zusammenbringe. Zum Beispiel Kubismus und politisches Bild. Also ich möchte beim Thema bleiben, ohne kitschig, anekdotisch oder sentimental zu werden und ohne in Scharlatanerie abzurutschen. Der springende Punkt liegt darin, das Thema festzuhalten. Wenn man das aufgibt, ist man in einem anderen System und braucht sich ums Politische nicht mehr zu kümmern. Dann ist man das Ding los. Aber ich bin kein idealistischer Formalist, und ich will auch nicht das Ewige in der Kunst und auch nicht das Vollkommene wie James Lee Byars oder das Klassische wie Lüpertz. Ich habe Themen, an denen ich ständig arbeite, und dazu gehört auch die Welt.
D: Hast du ein Lieblingsthema?
P: Das Thema ist der Übergang, also Prozesse, Veränderung und Transformation. Von der alten Frage der Griechen, wie Sein über-

haupt anders werden kann bis zur Veränderung des Ichs im Verhältnis zum System. Und nach meinem persönlichen Übergang ist ein zentrales Thema naturgemäß der Westen. Die Thematik des Westens aber ist für mich der äußerst komplizierte politische Kampf und die etwas unklare geistige Auseinandersetzung um die Erzeugung eines prinzipiellen konzeptuellen und ästhetischen Modells, das als spezieller Raum und spezielle Konkretheit Orientierung und Überleben ermöglicht, dessen Wesen fortschrittlich bleibt, wenn es selbst lebendig ist, und das, die Vergangenheit hinter sich lassend, zu einer wirklich neuen Form kommt. Darum geht es. Und in diesem Zusammenhang komme ich gerne zu Ergebnissen.

D: Was war denn das Ergebnis deiner Auseinandersetzung mit Beuys und Immendorff zu Anfang der 80er Jahre?
P: Das war »Der Dämon« (1982). Ich hatte erkannt, daß es immer diese Übertreibung im Menschen gibt, diese unbewußten Kräfte, diesen Überschuß an Willkür und Ekel, der das Dämonische erzwingt. Die politischen und ökonomischen Verhältnisse sind viel mehr Ausdruck von Dämonie als von Fehlinterpretation, bewußter Lüge und Unwissen.
D: Sprichst du von den fatalen überindividuellen Strukturen, vom universalen Verblendungszusammenhang?
P: Ja, das könnte man sagen. Das ist eine gute Formulierung. Denn das läßt sich durch einfache Begriffsarbeit nicht mehr aufbrechen. Der Dämon kann nicht durch Magie auf der menschlichen Ebene besiegt werden. Die Möglichkeiten des Menschlichen spielen keine Rolle mehr, weil die Verhältnisse längst überzogen sind. Und alle funktionieren innerhalb dieses überdrehten Systems. Auch Beuys funktionierte sehr gut innerhalb des überhitzten Kunstsystems als Künstler unter Künstlern. Und ich glaube, er hat das auch nie selbstkritisch bis zum Ende analysiert. Im Dämonen-Bild ist er übrigens der Adler.

D: Wird ein System dann dämonisch, wenn es alles vereinnahmt, wenn sogar alle Formen von Widerstnad nur seiner Vervollkommnung dienen und der politische Kampf genau das reproduziert, wogegen er glaubt gerichtet zu sein? Meinst du das?
P: Ja. Man muß sich ja nur die Disproportion ansehen, die generell herrscht. Also die zwischen Rüstungspotential und Kinderläden zum Beispiel. Obwohl die Kinderläden fortschrittlich gemeint sind, sind sie doch auch Ausdruck der völligen Naivität zu glauben, man hätte etwas Fortschrittliches getan. In dem Dämonen-Bild erscheinen all diese menschlichen Aktivitäten wie ein Puppentheater. Da sieht man unter anderem den Immendorff mit dem Affen. Der hat ja immer versucht darzustellen, wie das Politische wirkt und wie das Gute und das Böse in ein Verhältnis zueinander treten. Aber auch dieses große Totem erscheint vor dem Dämon eher komisch.
D: Was macht denn der Raumfahrer da oben links in der Ecke? Schaut der aus der Zukunft zurück auf die ganze fatale Scheiße zu seinen Füßen? Er scheint mir die einzige Figur zu sein, die nicht lächerlich innerhalb der dämonischen Sphäre vegetiert.
P: Diese Science-Fiction-Figur spielt schon eine wichtige Rolle hier. Aber so genau kann man das noch nicht festlegen. Eigentlich ist das Bild surrealistisch, allerdings surrealistisch innerhalb der thematischen Abstraktion. »Der Dämon« war für mich die Summe, die ich aus all den Diskussionen über das Politische in der Kunst gezogen habe.

D: Für die Ausstellung »Zeitgeist« hast du zwei großformatige Bilder gemalt. Eins für den Westen (»Chi Tong«) und eins für den Osten (»Dis«).
P: Die Idee war, ein aktuelles Westbild zu malen und noch mal einen Ost-Rückblick. Im Westen habe ich vor allem dessen ungeheure Sentimentalität gesehen und dieses ewige Schweben zwi-

schen den Gegensätzen. Dieses »Nicht-wissen-wohin« ist typisch Westen. Deshalb bildet diese hypersentimental dekadente Figur auch den Mittelpunkt des Westbildes.

D: Ja, in der Tat. Diese Figur flattert in der Ambivalenz und mogelt sich irgendwie durch die Widersprüche. Sie balanciert mehr schlecht als recht durch den »Einerseits-andererseits-Sumpf«.

P: Genau das. Und diese Ambivalenz, dieses Dazwischen, habe ich in den Details durchgespielt. Das Ganze ist eine Collage, zusammengeklebt aus letztlich beliebigen Einzelszenen. Zum Beispiel diese Figur zwischen Abstumpfen und Scharfwerden, also zwischen Ekel und Begehren. Oder diese Figuren, die sich gegenseitig in Klammern setzen und nicht rauskommen aus dem System. Und so weiter. Der Westen steht zwischen Krieg und Verwaltung. Also in einem Auge hat man den Krieg und im anderen Auge die Verwaltung. Der Westen bewegt sich immer zwischen Destruktion und Konstruktion. Diese West-Schizophrenie habe ich in diesem Bild dargestellt. Jeder Bildteil ist so ausdifferenziert, daß er sich von den anderen deutlich unterscheidet, alle zusammen aber wiederum eine in sich widersprüchliche Ganzheit bilden. Das funktioniert durch die Vermischung von Naturalismus und Abstraktion. Also der schwangere Bauch und das Zeichen.

D: Oder der Adler, der sich verzweifelt bemüht, so weit wie möglich nach oben zu kommen, um sich einen Überblick zu verschaffen und auf der anderen Seite das »i«: die Abstraktion des Individuums.

P: Naturalistische Köpfe mitten im Pentagon. Und ein anderer Aspekt ist der Materialfetischismus, etwas, was mir sofort aufgefallen ist, als ich in den Westen kam. Chrom, Leder, Seide usw. Jedes Ding hat eine, wie sagt man hier, »libidinös« besetzte Oberfläche. Das führte zum Problem der Differenzierung von Schwarz und Weiß im Bild. Die Farbe kam für mich hier nicht in Frage. Für viele, die aus dem Osten in den Westen gekommen sind, war der Westen bunt. Für mich war diese Buntheit nur Illusion. Ich sah

CHI TONG, 1982

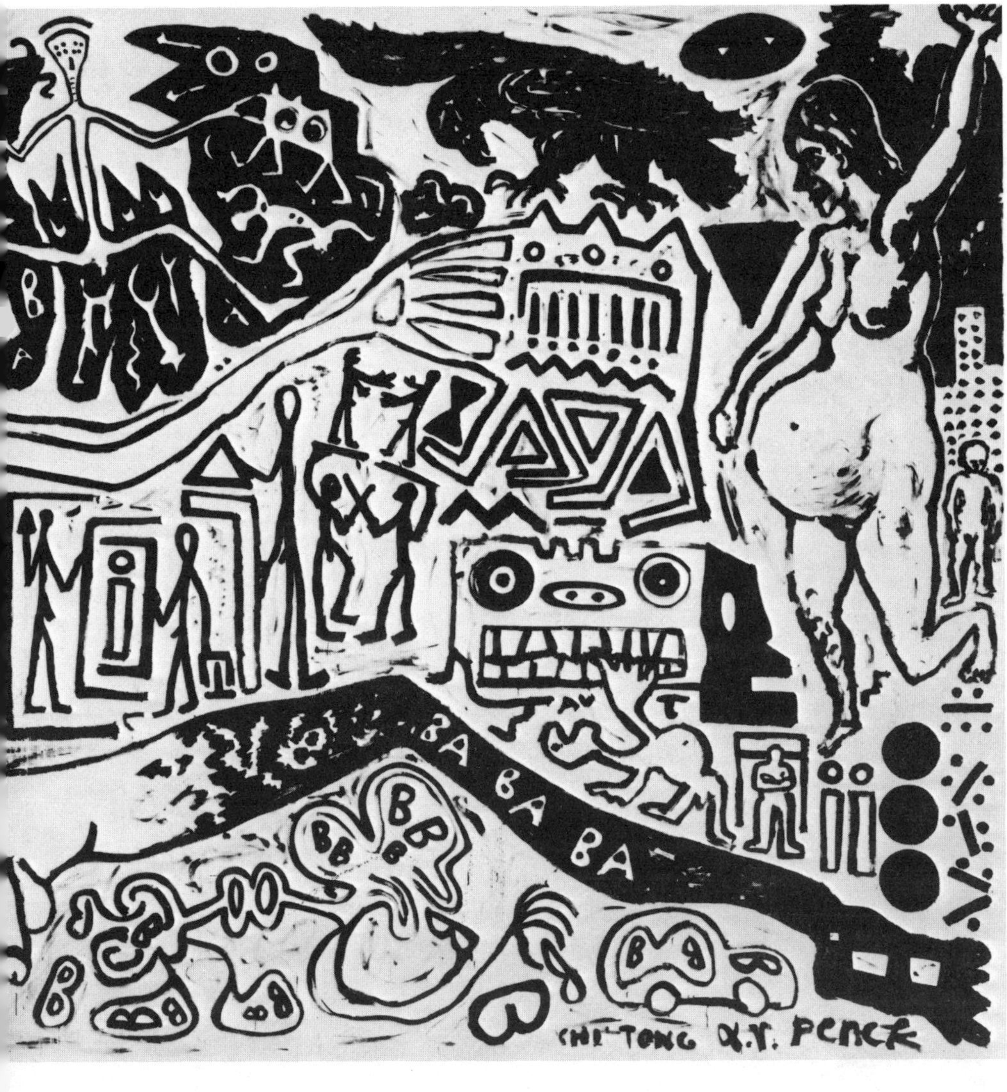
BA
BA
BA
BA
CHI TONG a.r. PENCK

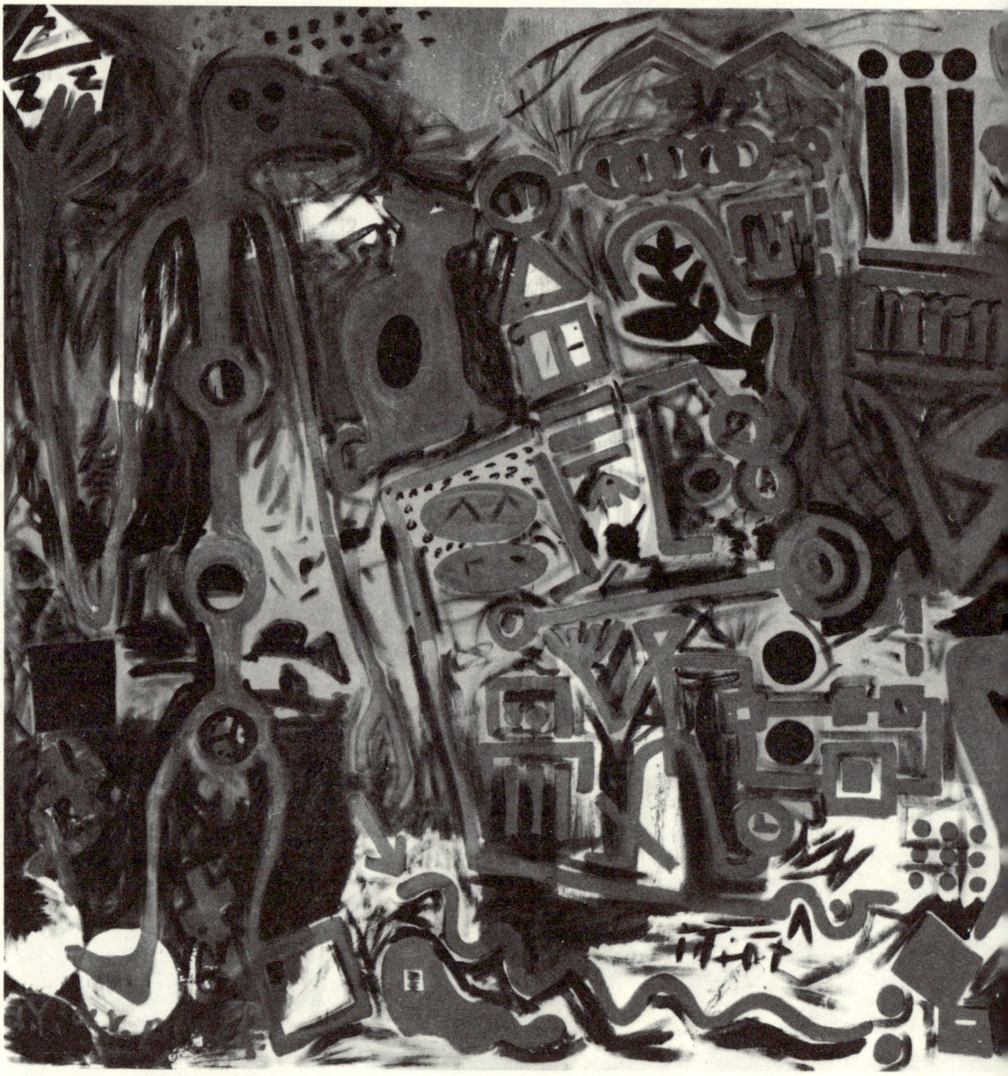

DIS, 1982

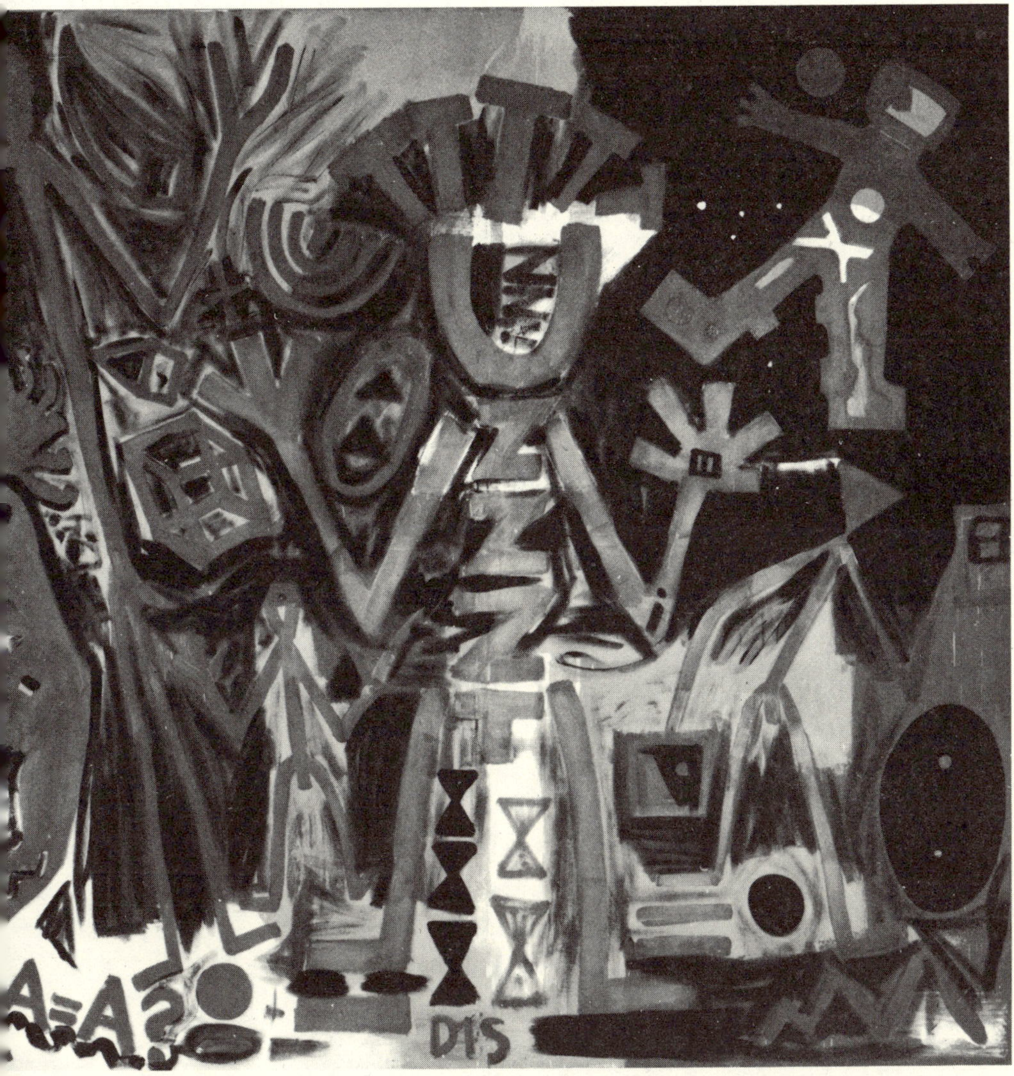
DIS

dahinter das nackte schwarz-weiße Bild. Bis zu diesem West-Bild habe ich immer mit einer klaren Trennung von Schwarz und Weiß gearbeitet. Hier komme ich zum ersten Mal zu Zwischentönen. Das Schwarz der Schlange ist ein ganz anderes als das der Ratte. Und das Weiß in dem »i« hat eine ganz andere Sinnlichkeit als das des Bauchs der Frau. Das ist sehr wichtig für dieses Bild. Zum ersten Mal komme ich hier auch nicht mehr ohne Grau aus. Diese Differenzierung ist im Thema begründet, in dieser West-Schizophrenie, unter der ja auch noch der West-Faschismus steckt. Das kommt auch noch hinzu. Das Ganze sieht dann aus wie ein zerfressenes Ding.

D: Das aber optisch zusammenhält, wie ein Schwarz-Weiß-Muster. Das Bild ist eine ornamentale Figuration.

P: Darum ging es mir. Das Optische ist das Kriterium dafür, was wie auftaucht. Auf der einen Seite die De-Collage, die Ambivalenz und Beliebigkeit der Bildteile, die wirken wie eingeklebte Collageteile. Aber am Schluß wollte ich es doch wieder als System mit einer entsprechenden Sinnlichkeit. Das Bild ist für mich eine neue ästhetische Erfahrung gewesen. Diese ganze Komplexität in mein Malsystem zu integrieren, das hatte ich so noch nicht versucht. Dazu mußte ich es auch ganz unpersönlich halten. Ich mußte die Figur vollkommen von mir wegbringen. Die durfte nichts mit mir zu tun haben. Also das kann jeder sein. Das kann ich sein, das kann aber auch jeder andere sein. Jeder ist hier in dieser komisch ambivalenten Situation. Jeder ist von diesen Fetischen umgeben, die er herumschieben kann, ohne aus dem System herauskommen zu können.

D: In dem Ost-Bild sind die Figuren malerisch nicht ausdifferenziert. Es sind rote Flächen vor einem diffusen Raum.

P: Im Ost-Bild sind alle rot, und nur der Raum ist differenziert. Im West-Bild bildet Herr Jedermann mit seinen Fetischen den Mittelpunkt. Und je mehr er sich auf diese Dinge einläßt, geht ihm seine Gestalt verloren und verliert er sein Gesicht. Eine gesichtslose, abgefüllte Graumaus. Im Ost-Bild dagegen siehst du verschiedene

Figuren in ihrer Auseinandersetzung mit einem abstrakten System. Im Osten gab es einen großen Illusionsraum, einen abstrakten, ungestalteten, chaotischen Raum. Und im Vordergrund agieren diese flachen Figuren. Wie ein Marionettentheater ohne Halt. Die Frau ist eine manierierte Sehnsucht, der Mann trägt fünf Hämmer auf dem Kopf und sein Körper wird schon zum Buchstaben: »zzzt«. Und alle sind verbunden durch eine Schaltung, die sich durch das ganze Bild zieht. Das war vorläufig der letzte Rückblick auf den Osten.

D: 1983 gehst du nach England. Warum?
P: Ich habe mir gesagt, wenn ich schon Immigrant sein muß, dann wenigstens ein richtiger. Einen deutschen Immigranten in Deutschland verfolgt immer die Vergangenheit und Sprache und Kultur. England und Irland haben mich immer interessiert, auch weil sie die Inseln mit den meisten geheimnisvollen kulturellen Zeugen entfernter Vergangenheit sind. Stonehedge und New Grange sind bis heute ungelöste Geheimnisse. Das sind Zentren sehr alter Kulturen, die immer noch klare Signale aussenden, deren Einfluß auf unsere Kultur noch lange nicht abgeschlossen ist. Ja, die vielleicht noch einmal einen großen Einfluß ausüben werden. Wer weiß.
D: Kommt dem die »Tendenz zur Archaik« entgegen, von der du einmal gesprochen hast?
P: Ich habe gesagt, daß die Begegnung der Rassen, die Begegnung mit der Vorgeschichte und die Begegnung mit der individuellen Geschichte ungeklärte Probleme sind, die die Kunst in die Richtung der Archaik drängen. Und ich habe auch gesagt, daß nicht nur die Kunst diese Tendenz hat. Es gibt allgemein die Tendenz, komplizierte Systeme zu vereinfachen, auch in Technik und Wissenschaft. Also die Kunst ist hier und nicht nur hier Teil einer übergreifenden Entwicklung. Aber in diesem Zusammenhang ist Folgendes wich-

tig: Es kann sein, daß die barbarisch erscheinenden Kunstformen wertvolles Material liefern im Kampf gegen die wirkliche Barbarei. Die wahnsinnigen Formen der Kunst können den Wahnsinn der Zeit, in der wir leben, verwandeln. Aber es kann auch sein, daß dieser Heroismus überhaupt nicht zur Wirkung kommt, daß die Ergebnisse der Kunst nur das Material liefern für die Installation einer neuen Illusionserzeugungsmaschine. Das, was wir unter moderner Kunst und modernem Denken verstehen, könnte dann nur als verborgenes Geheimnis weiterleben. Mit dieser Möglichkeit muß gerechnet werden.

D: Ich glaube, das ist schon eine Voraussetzung, unter der ein ernstzunehmender Künstler heute antreten muß. Aber noch mal zurück zu deiner Zeit in England. Deine Arbeiten drehen sich dort vor allem um das Verhältnis Unterdrücker–Unterdrückte, um den Klassenkampf, wie man ihn in England noch antreffen kann.

P: In England ist das noch sehr ausgeprägt, vor allem der Streik. In England wird eigentlich immer gestreikt. Die Zeitungen sind jeden Tag voll davon. Am Ende gibt es immer £ 3,– mehr oder £ 3,– weniger. Also der Streik ist eigentlich ein Kitsch. Nur wenn es ums Fressen geht, wird es ernst. Und dann sind es die Frauen, die das Räuber-und-Gendarm-Spiel ausbaden müssen. Diese ganze Story vom Unternehmer und vom Arbeiter ist sentimentales Gewäsch, das mich nicht mehr interessiert. In den »Streik-Bildern« habe ich die Entwicklung dieser Auseinandersetzung noch einmal dargestellt. Die Bilder sind ganz einfach aufgebaut. Die Frage lautet immer: Was macht der Unternehmer, was macht der Arbeiter, und wie reagieren sie aufeinander in den einzelnen Phasen des Streiks? Nachdem ich diese Serie gemalt hatte, habe ich das Thema in einer Allegorie konzentriert. Das Bild heißt »Affe und Adler« und stellt die elementare Kampfsituation zwischen Machthaber und Unterdrücktem dar. Die habe ich hier ins Tierreich übertragen. Diese Idee habe ich aus den Kung-Fu-Filmen mit Bruce Lee. Davon habe ich einige gesehen. Und in diesem Fall habe ich

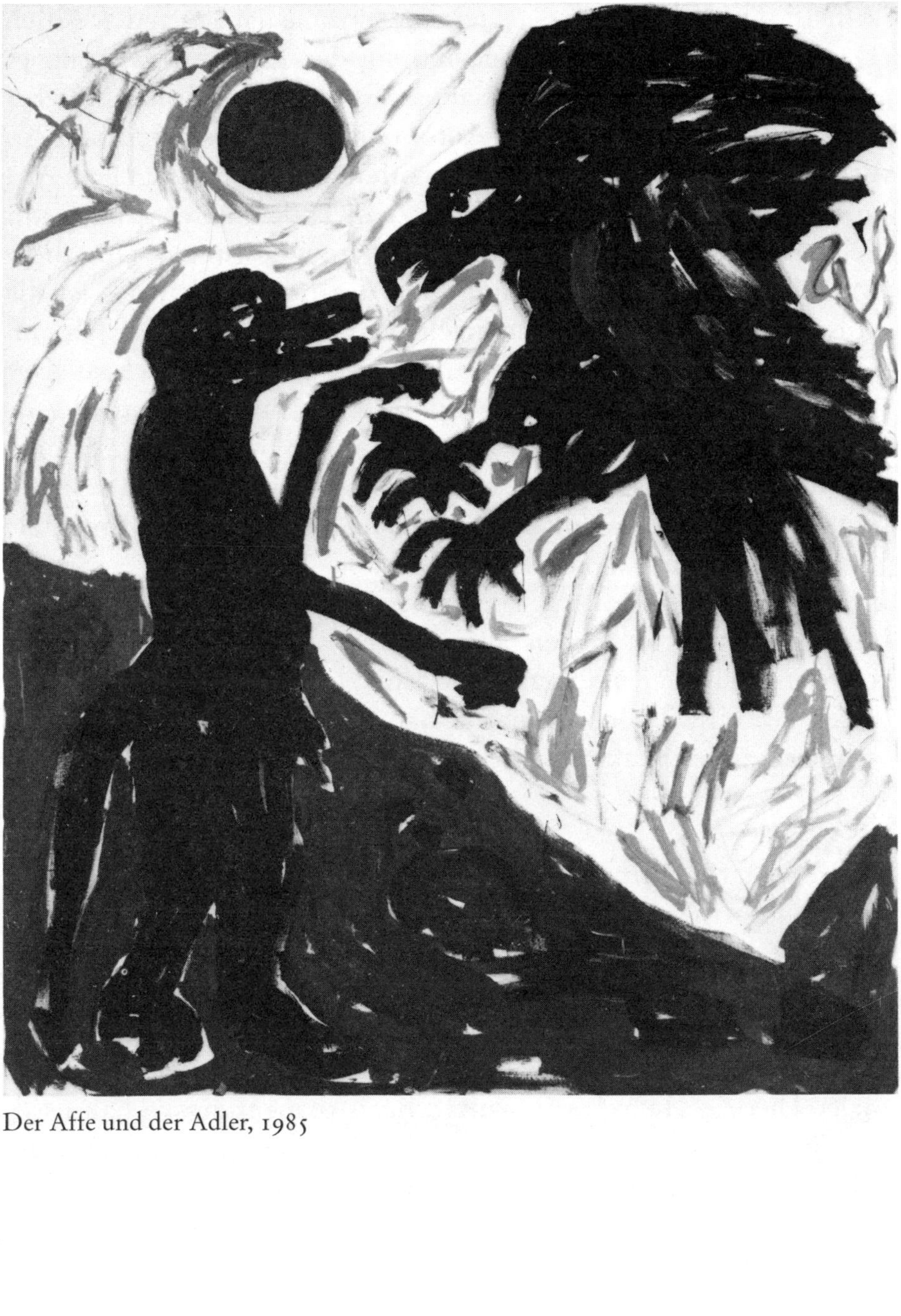

Der Affe und der Adler, 1985

sogar etwas daraus gelernt. Der Affenstil ist nämlich im Kung-Fu der einzige Stil, mit dem man den Adlerstil besiegen kann. Der Affe ist wirklich der einzige, der eine Chance hat gegen den Adler. Das Bild hat diese extreme Spannung des Kampfes, weshalb es auch notwendig expressiv gemalt ist. Es ist ein Ausdrucksbild, bei dem ich für den Hintergrund Automatismus eingesetzt habe. Also der Ausgang des Kampfes ist noch offen. Der Adler trägt eine Angriffsmechanik vor. Die Frage ist jetzt, ob es dem Affen gelingt, mit Schläue und Intelligenz gegen den Adler zu gewinnen. Und diese Möglichkeit, die Überzeugung, daß das möglich ist, das ist die Aussage dieses Bildes. Und nach dem, was im letzten Jahr im Osten passiert ist, wissen wir ja, daß es wirklich möglich ist. Der erste, der die Kindergartenwelt politischer Visionen und Illusionen durchstoßen hat, war Gorbatschow. Er hat erkannt, daß die versteinerten Perspektiven und Fronten am Schluß nur noch Kitsch waren und daß man jetzt genaue, klare und unsentimentale Fragen stellen muß.

D: Hat er denn überhaupt noch eine Chance, wenn die Menschen nicht bald etwas zu fressen bekommen?

P: Nein, weil die Kindergartenwelt ihn zu ersticken droht. Er wird dafür bestraft, daß er es gewagt hat, die Illusionserzeugungsmaschinerie außer Kraft zu setzen.

D: In deiner Arbeit taucht er zum ersten Mal in dem Bild »Edinburgh – Northern Darkness III« auf. Welches Bild gibt er in diesem Bild ab?

P: Das war 1987. Da wird er richtig aktiv. Als erster zieht er Konsequenzen aus der Tatsache, daß der Osten letztlich irrational ist und zwar noch viel irrationaler als der Westen. Er hatte zwar eine rationale Theorie. Die Irrationalität des Ausbeutungsverhältnisses durch etwas anderes zu ersetzen, war ja eine durchaus rationale Idee. Aber was dabei herausgekommen ist, war noch viel irrationaler. Zum Beispiel das Verhältnis zwischen Stasi-Beobachter und Arbeiter war irrational bis zum Geht-nicht-mehr. Das war dämonisch und monströs. Gorbatschow stellt nun den Versuch dar, Rationalität und Irrationalität zu trennen. Dieser Trennungsversuch ist das Thema von »Edinburgh«. Es ist ein Klärungsversuch. Die Ambivalenz bekommt jetzt eine Richtung. Sie wird ausgerichtet auf diese notwendige Trennung.

D: Wo verläuft denn die Trennungslinie?

P: Es gibt keine Trennungslinie. Es gibt Blöcke, die sich auseinanderschieben. Und da bekommt die Farbe jetzt eine neue Bedeutung.

D: Markieren die gegeneinanderstehenden Farbblöcke den Trennungsversuch?

P: Es ging darum, diese dummen Mischgebilde aus Rationalem und Irrationalem auseinanderzuklopfen. Und dafür sind die Farbflächen sehr gut geeignet. Da gibt es die Arbeit an der Logik. Das ist der Block in der Bildmitte. Und da gibt es auch die bleichen Knochenreste, die aufgebuddelten Gräber. Das heißt, die Knochen der Opfer kommen ans Licht. Das Bild ist ein Mittelding zwischen Comic, Historienbild und Science Fiction. Es hat schon etwas von »Twist Again«. Eine Verkürzung und Verknappung des Ausdrucksvokabulars bei gleichzeitiger Steigerung der Dynamik. Damit nähere ich mich schon ein wenig den jungen Leuten, zum Beispiel Walter Dahn. Ich bin sehr zufrieden mit dem Bild. Hier ist alles drin, was mir wichtig ist. Und zum ersten Mal funktioniert auch die Farbe. Es ist ein modernes Bild, aber es enthält noch genug klassische Malerei. Es hat eine Schönheit und eine Sinnlichkeit, aber alles ist abstrakt. Es ist nicht aufdringlich naturalistisch, aber es enthält eine Geschichte. »Edinburgh« ist ein Lehrstück über die Differenzierung von Ratio und Irratio. Eine lebenswichtige Aufgabe, die Gorbatschow auf den Weg gebracht hat. Und was die Malerei betrifft, gefällt mir besonders die Bewegung der Flächen zueinander, weil sie eine starke Dynamik hat. Man sieht einfach,

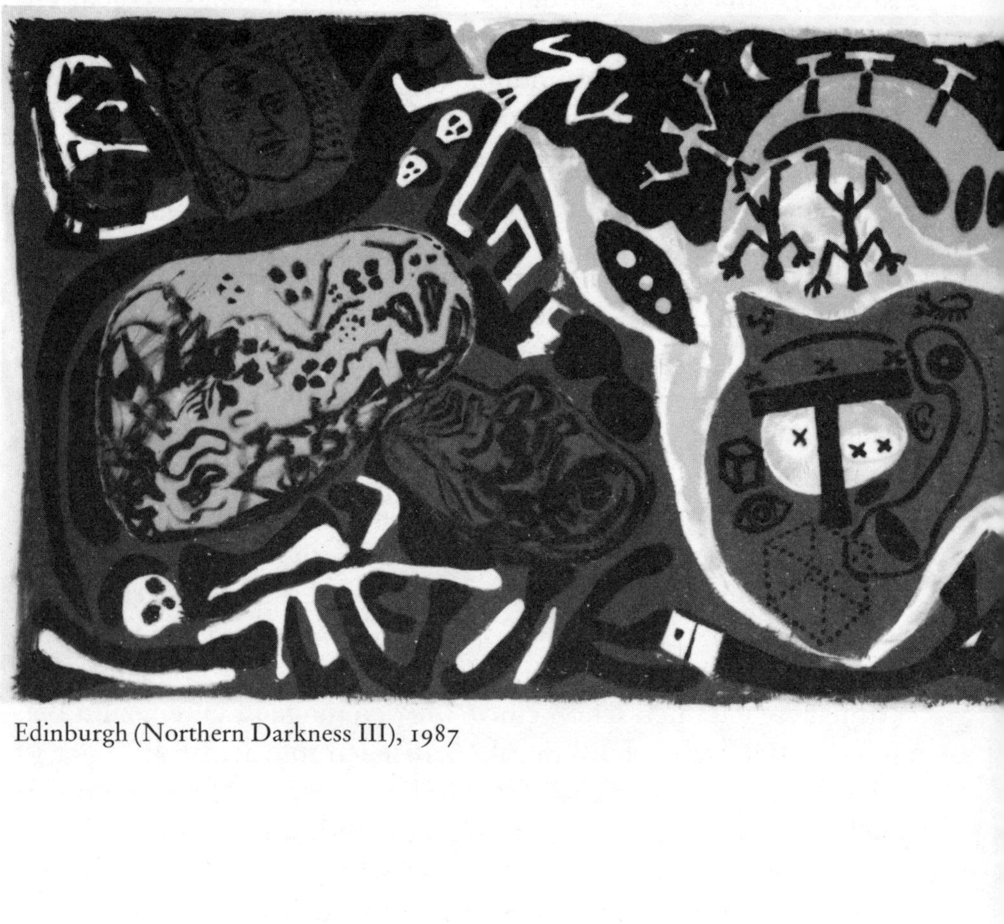

Edinburgh (Northern Darkness III), 1987

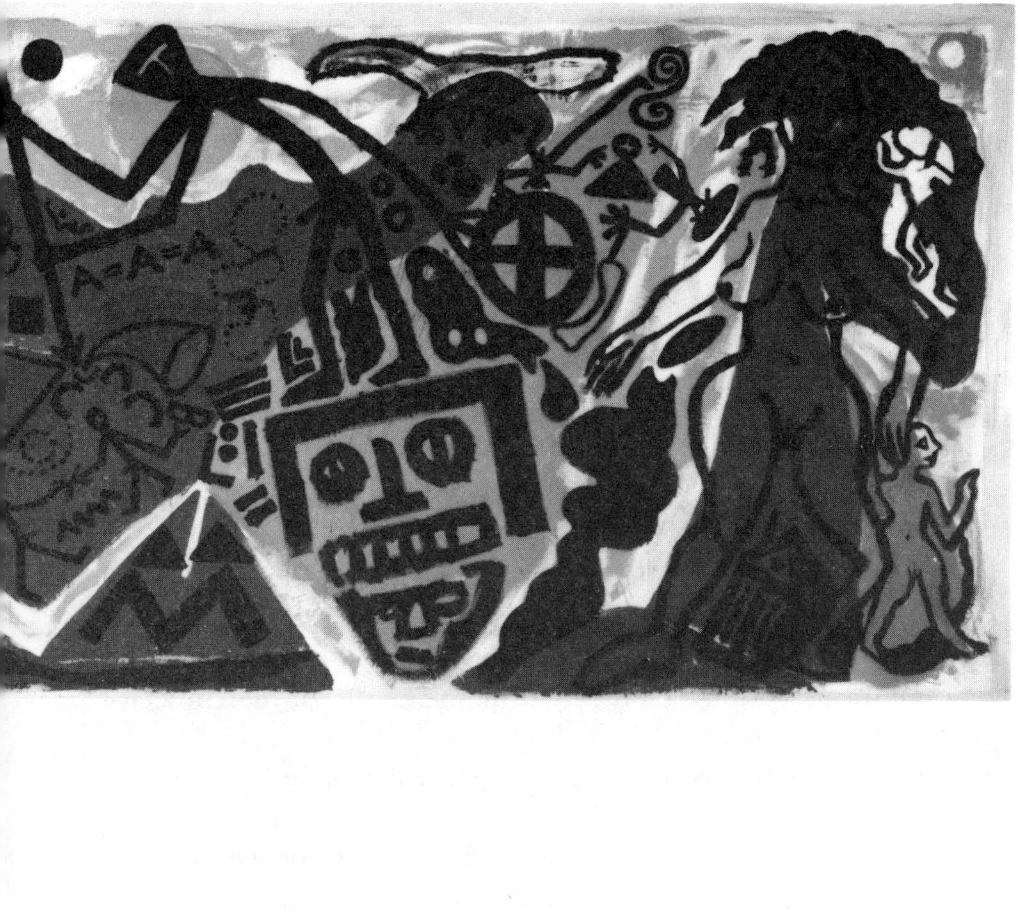
A=A=A

daß jetzt Bewegung in das Ganze kommt. Die klassischen Tendenzen sind aufgebraucht. Jetzt geht es nur noch um die Frage: Geht es los oder geht es nicht los?

D: 1988 entsteht ein großformatiges Bild mit dem Titel »New York, New York, New York«. Das Bild wird von drei Schwarzen dominiert. Glaubst du, daß in New York auch etwas »losgeht«, ausgehend von den Schwarzen zum Beispiel?

P: Das Bild hatte einen ganz formalistischen Anlaß. Mein Galerist fragte mich, ob ich ihm ein Wandbild in seiner Wohnung machen würde. Es sollte die ganze Wand ausfüllen, und die war ziemlich groß. Ich habe eingewilligt und mich mit Pinsel und Leiter an die Arbeit gemacht. Ich war gerade aus New York zurückgekommen, wo ich ein Konzert organisiert hatte. Das war mein drittes New-York-Erlebnis, weshalb das Bild auch »New York, New York, New York« heißt. New York ist für mich Untergrund. Und darin ist es dem Osten sehr ähnlich. Es gibt nichts Repräsentatives, kein Leitbild. Ich meine, die Freiheitsstatue ist ja nun wirklich kein Leitbild. Das ist Kitsch. Ich halte das Przewalski-Pferd dagegen. Dieses Urpferd schien mir die einzige Form zu sein, die man diesem Phänomen New York entgegensetzen kann. Es war der Ausgangspunkt des Bildes. Und es wurde meine bis zu diesem Zeitpunkt am weitesten entwickelte Pferdedarstellung.

D: Du selbst sprichst von dem Bild als »Revolution in New York«. Warum?

P: Ich habe viel Musik mit Schwarzen gemacht. Dabei ist mir aufgefallen, daß die gar nicht richtig organisiert sind. Das sind alles Egos. Und dann habe ich dieses Festival organisiert, weil ich mir gedacht habe, vielleicht können sie sich über die Musik organisieren. Und da entstand dann wirklich ein Moment der Organisation, in dem sich drei getroffen haben. Ich weiß nicht, ob das irgendwelche Folgen hat. Ich habe nur das Konzert gemacht. Und ich habe diesen Moment festgehalten, in diesem Bild. Das war meine Revolution in New York. Mehr war es nicht.

Zu dem Bild läßt sich zunächst einmal festhalten, daß es im Gegensatz zu »Edinburgh« disproportioniert ist. Obwohl es sehr farbig ist, wirkt es irgendwie farblos. Die ganze Farbigkeit ergibt im ganzen eine Unfarbe. Es ist mehr ein intellektueller Versuch über New York, über die Organisation der Schwarzen, über Musik und auch über Beziehungen zwischen Männern, die ja auch eine Erotik enthält, wie man hier sehen kann. Die Personen sind hier wieder – wie in den Standart-Bildern im Osten – als wirkende Kräfte dargestellt. Die drei Schwarzen bei dem Versuch, sich zu organisieren, und auf der anderen Seite der Mann am Keyboard, der die Revolution steuern soll. Zwischen ihnen steht der Kokainturm. Und es bleibt offen, wer im Dienste der Revolution clean bleibt und wer nicht.

D: Wie steht es denn mit der Tendenz zur Archaik in dem Bild?

P: Ich habe in diesem Bild hart daran gearbeitet, vom Archaischen wegzukommen. Die Figuration hat noch Ähnlichkeit mit der Negerplastik. Aber sie hebt auch schon davon ab. Sie hat etwas Realistisches und Gegenwärtiges. Das heißt, die Figuration lebt. Denn ich will ja nicht in die Dorfgemeinschaft zurück. Das wäre ja dumme Nostalgie. Ich glaube, daß die elementaren Dinge nur durch eine differenzierte moderne Form wieder angestrebt werden können. Das habe ich bei einem Konzert in Berlin erlebt. Am Ende des Konzerts springt einer auf die Bühne – ich glaube der kam aus einer Dorfgemeinschaft in Ghana – und spielt Kongas. Der hatte noch diesen ursprünglichen Sound. Der war echt. Aber das ändert überhaupt nichts daran, daß es sentimental war, weil in den alten ursprünglichen Formen Sentimentalität steckt. Und das hilft uns überhaupt nicht weiter. Die einzige Chance des sogenannten Archaischen liegt in der Abstraktion. Und deshalb durften die Figuren auf keinen Fall wie Negerplastiken aussehen. Denn wo die Schwarzen auf der Basis einer erkannten deformierten Tradition

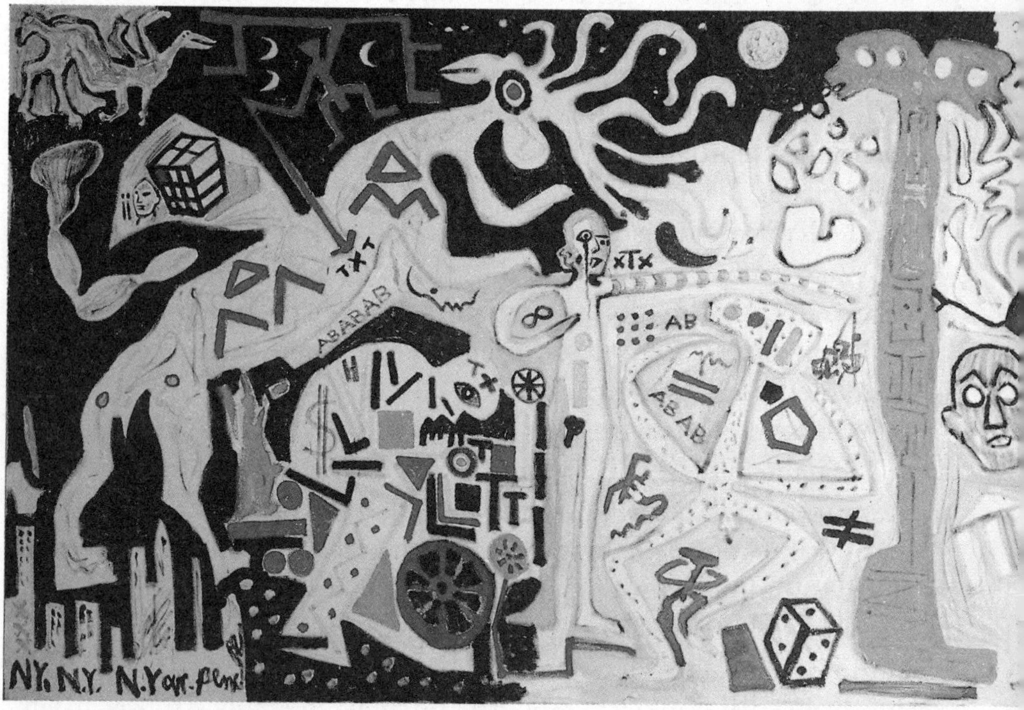

New York, New York, New York, 1988

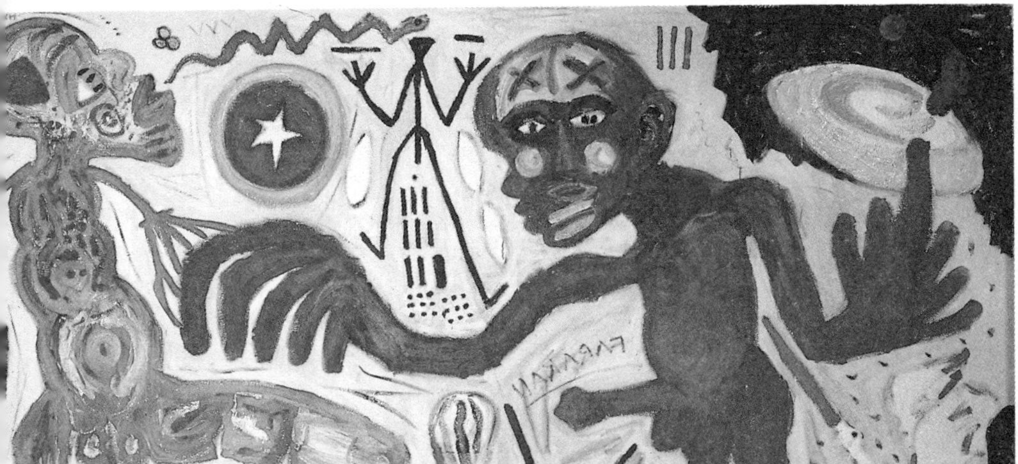

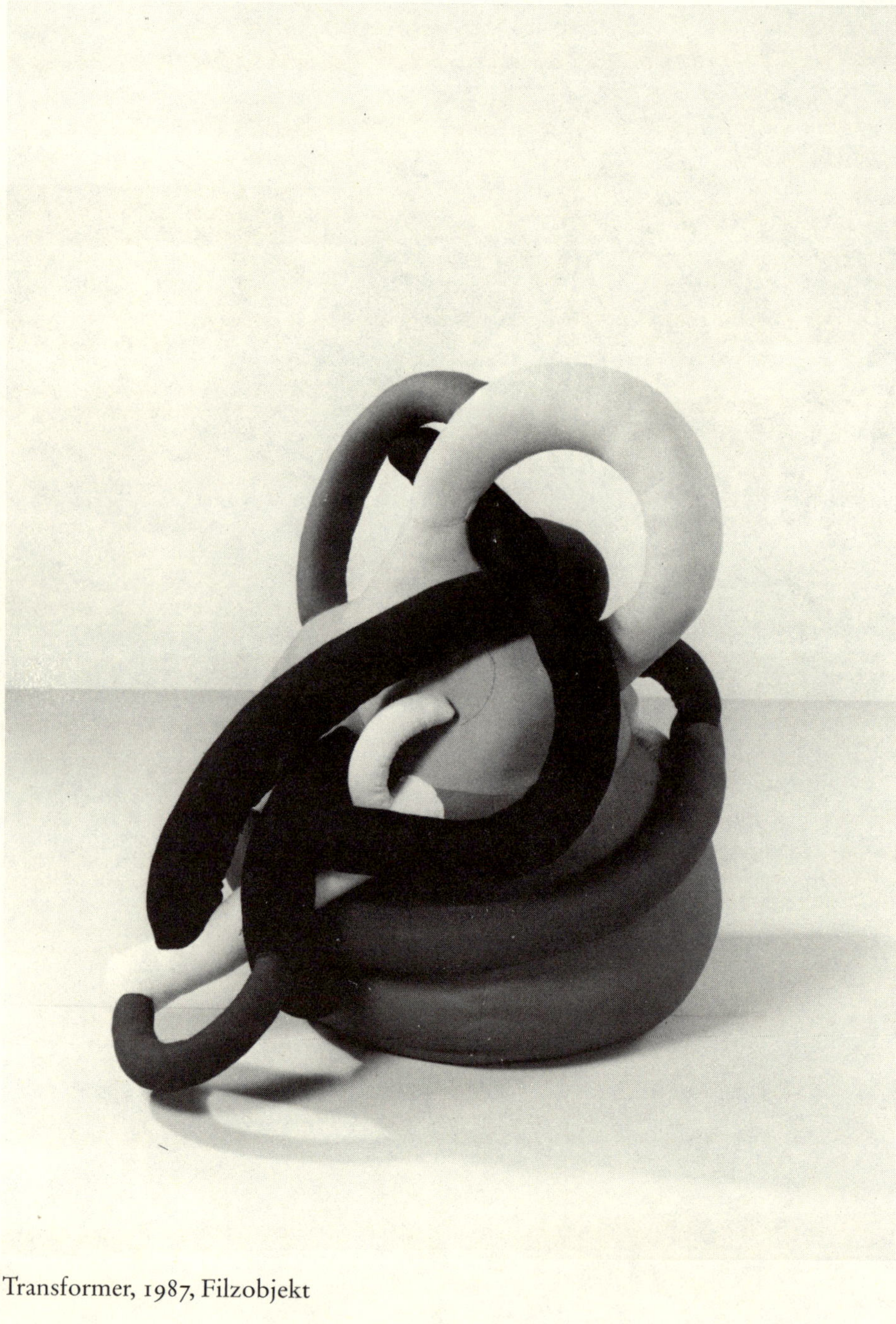

Transformer, 1987, Filzobjekt

modern sind, kann ein revolutionäres Moment entstehen. Das war die Idee des Musik-Festivals in New York.

D: Johannes Gachnang hat mir erzählt, daß du das Bild an dem Morgen nach deiner berühmten Übernachtung auf einem Kölner Polizeirevier fertiggemalt hast und daß das nicht wenig zur Aussagekraft des Bildes beigetragen hat. Ist das wahr?

P: Ja, das habe ich nach dieser Nacht zu Ende gemalt. Aber die Geschichte möchte ich jetzt nicht noch mal erzählen. Du kannst ja den Artikel aus dem EXPRESS abdrucken, wenn du willst.

D: Also zurück zur modernen Kunst. 1988 zeigst du in der Galerie Michael Werner neue »Modelle«, die du als Weiterentwicklung der »Standart-Modelle« unter westlichen Bedingungen vorstellst. Im Katalogtext bezeichnest du sie als Zukunftsmaschinen, als einen Griff in das Möglichkeitsfeld.

P: Und ich sage auch, daß sie vor allem kinderfreundlich sein sollten, damit sie auch einen didaktischen Sinn haben. Das sind Science-Fiction-Plastiken. Mögliche Steuerungsinstrumente, mit denen ich meine Vorstellung von Zukunftsmaschinen zeigen wollte.

D: Wie funktionieren sie? Wie funktioniert zum Beispiel der »Navigator«?

P: Der »Navigator« ist eine Maschine, mit der man jeden Punkt im Raum erreichen kann. Links siehst du die rot-gelbe Kugel. Das ist die Lust. Die rot-blaue Kugel im Hintergrund ist der Schmerz, und die schwarz-weiße Kugel ist die Theorie. Die Art und Weise, in der die verschiedenen Verbindungsstränge ineinandergreifen, erzeugen sie Navigation.

D: Und wie funktioniert »Schneewitchen«?

P: In der Mitte die weiße Kugel ist Schneewitchen. Es ist umgeben vom Jäger, von der Königin, von den Zwergen usw., von all dem, was ihm Bedeutung gibt. Für sich alleine hat es keine Bedeutung. Alles, was an ihm dranhängt, gibt ihm erst Bedeutung. »Schneewitchen« ist also eine Bedeutung produzierende Maschine. Dann gibt es noch den »Transformer«, eine Maschine, die alles in alles verwandeln kann, also die Traummaschine überhaupt. Aber deren Funktionsweise ist sehr kompliziert. Ein einfaches und klares Modell ist der »Entrop«. Da bilden die schwarzen und die weißen Stränge eine Ordnung, die vom Chaos – der orangefarbenen Struktur – immer wieder aufgemischt wird. Der »Entrop« ist die Ordnung-Chaos-Maschine. Für den ganzen Maschinenpark gilt, daß Standart-Ost um die kindlichen und die Science-Fiction-mäßigen Prinzipien erweitert wurde und noch einmal die Behauptung bekräftigt werden soll, daß die Zukunft in der Gegenwart enthalten ist. Darum ging es und wird es weiterhin gehen.

D: Gibt es eine Zukunft in dem Bild »The Man, the Woman, the Lion and the Animals at the Waterhole«?
P: Das ist ein Bild über den Westen. 1989 in Kalifornien entstanden, ist es auch im Western-Stil gemalt. Der Anlaß zu diesem Bild war das Problem der homeless-people in Santa Moncia. Die dürfen überall hin. Nur an den Strand dürfen sie nicht. Am Strand sind nur die satten weißen Touristen erlaubt. Vor zwei Jahren gab es deshalb eine große Demonstration der homeless-people gegen dieses Verbot. Die Polizei hat sie daraufhin auf Lastwagen verladen und 50 km landeinwärts wieder abgeladen. Seit dieser Zeit gibt es diese Bewegung in Santa Monica: Aufladen/Abladen. Und seitdem gibt es Verbotsschilder am Strand. Deshalb habe ich die Schwarze als eine Mischung aus der Karikatur einer Negerplastik und einem Stoppschild gemalt und das Wasser als eine Illusion von Wasser in der Wüste. Aber du hast nach der Zukunft in diesem Bild gefragt. Nun ja, das Thema ist der Kampf um das Wasserloch. Wer bekommt das Wasser? Die schwarze Frau, der Graffiti-Löwe, der Krieger oder die Tiere?
D: Deine Bilder entstehen nach wie vor aus einer unnachgiebigen inhaltlichen Entschiedenheit heraus. Aber so sehr auch ein Bild

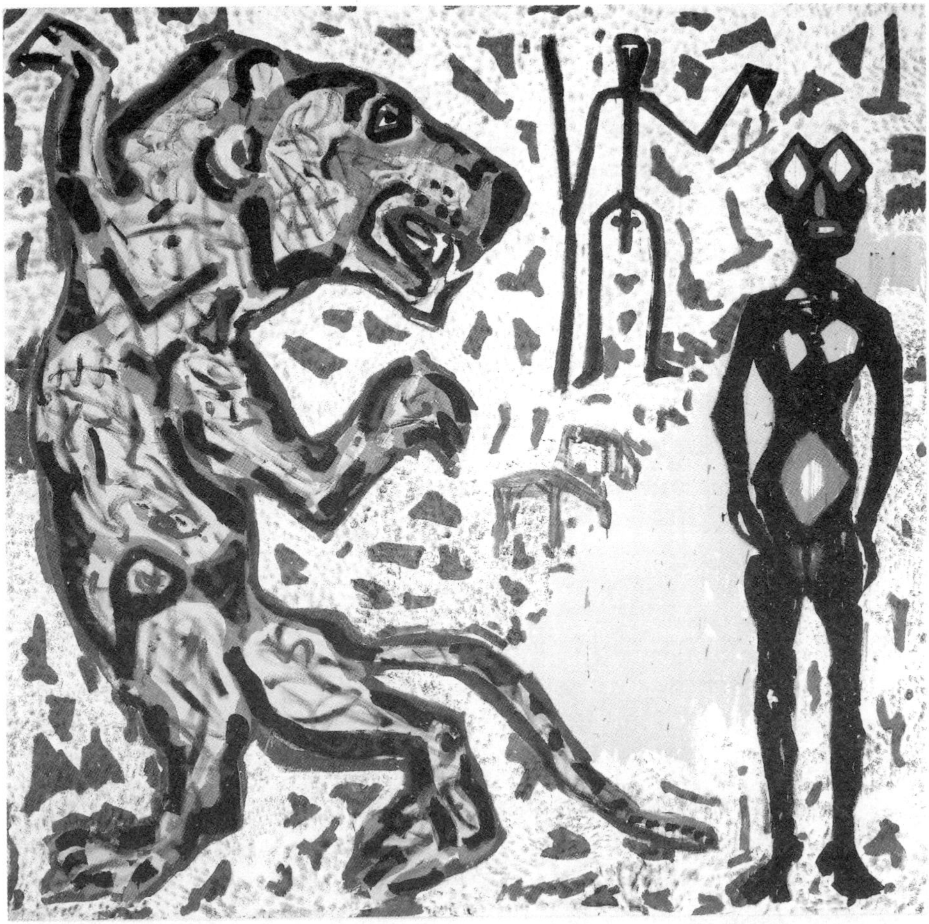

The Man, The Woman, The Lion and the Animals at the Water Hole, 1989

von dieser thematischen Arbeit gerade auch für seine Schönheit profitiert, das fertige Bild ist im besten Fall Abstraktion, nicht mehr und nicht weniger.

P: Natürlich geht es in der Kunst und in der Malerei ganz besonders nur um Abstraktion, um etwas anderes kann es gar nicht gehen. Aber daß die Abstraktion aus der Auseinandersetzung mit der Wirklichkeit gewonnen wird, ist mir immer eine Selbstverständlichkeit gewesen. Etwas anderes stand für mich nie zur Debatte. Ich will den Faden nicht reißen lassen. Insofern habe ich die Formalismus-Diskussion im Westen nie verstanden. Zu Hause sitzen und Kunsthistorie verschieben ist nicht meine Sache. Ich brauche die Wirklichkeit. Und zwar da, wo sie sich wirklich ereignet. Ich brauche Realitäten, als Anlaß, als Ausgangspunkt, als Gegenstand, als Thema und als Ziel meiner Arbeit. Aber auch nicht nur als Objekt. Ich muß es leben, sonst kommt bei mir nichts dabei heraus. Mein Weg war und ist der Versuch einer rationalen Bewältigung der Wirklichkeit.

D: Ein neuer Versuch in diese Richtung scheint mir die Serie »Me and Gorbatschow« zu sein. Deine Standarts erscheinen hier nur noch am Rande. Und in den Mittelpunkt rückt eine undefinierte weiße Fläche.

P: Meine Figuren sind da. Das heißt, ich existiere. Aber sie sind nur Randfiguren, das ist richtig. Die Hauptsache ist die Wirkung, die von Gorbatschow ausgeht. Das Weiß in der Mitte ist eine Illusion von Eis. Gorbatschow hat das Eis gebrochen. Seitdem ist es in Bewegung. Aber ob es endgültig weggeht oder wie es noch da ist und warum es noch da ist, bleibt unentschieden. Der Raum in der Bildmitte ist zugleich vorwärts und rückwärts ausgedehnt. Das Ganze ist so offen, daß es sogar die Möglichkeit einschließt, daß der Kalte Krieg noch mal wiederkommt. So könnten diese Bilder auch gelesen werden.

D: Die eingeklebten Pappkartons geben ihnen allerdings wieder einen Halt.

P: Das ist für mich die Ästhetik des Zweiten Weltkriegs, mit der auch Joseph Beuys gearbeitet hat. Mit dem Prinzip der einfachen Verdopplung hat er sie so umgeformt, daß eine Spannungskonzentration entsteht. Zum Beispiel in »Zeige deine Wunde« kann man diese Konzentration von zwei Kräften sehen. Dieses Prinzips habe ich mich hier auch bedient. Daß es nun gerade dieses Verpackungsmaterial war, ist reiner Zufall. Das lag in Immendorffs Atelier herum, als ich da einzog und anfing zu arbeiten. Ende 1988 habe ich das alte Atelier von Immendorff übernommen. Zunächst wußte ich noch gar nichts damit anzufangen. Die Situation in Düsseldorf war mir sehr fremd. Sie erinnerte mich an den Osten. Und so hatte ich die Idee, mir in Düsseldorf eine Situation einzurichten, die mit Düsseldorf nichts zu tun hat. Es ergab sich dann, daß die ersten Leinwände, mit denen ich arbeiten wollte, so schlecht aufgespannt waren, daß es unmöglich war, richtige Bilder darauf zu malen. Rechnet man jetzt Zufall plus Theorie, dann hat man den Anlaß von »Me and Gorbatschow«.

D: In diesen Bildern geht es also wieder um das Verhältnis Beuys–Immendorff–Penck.

P: Das ist richtig. Den Osten haben aber auch die beiden nicht wirklich gesehen. Das sind reine Westdenker, genau wie du.

D: Inwiefern?

P: Du denkst auch ergebnisorientiert und zugleich politisch sentimental. Während ich prozessual denke. Ich vollziehe in meinem Denken Spiralbewegungen, die immer wieder anders die gleichen Kernpunkte berühren. Und was zum Beispiel den Stalinismus betrifft. Ich glaube die Zwangsläufigkeit dieser Geschichte ist nach wie vor noch nicht verstanden worden.

D: Worin besteht denn die Zwangsläufigkeit des Stalinismus?

P: An einem bestimmten Punkt der Geschichte stand Stalin vor der Alternative: entweder ich bleibe, dann muß ich Diktator werden und die anderen abschlachten, oder aber ich gehe, und das würde bedeuten, unwiderruflich aufzugeben. Stalin war skrupellos und rationalistisch genug, um zu sagen: »O. k., dann schlachte ich eben ab. Bitte schön.« Aber heute sind wir Gott sei Dank an einem anderen Punkt der Geschichte. Die Mauer ist gefallen, und die Arbeit geht weiter. Zum Beispiel das Arbeitskollektiv, das ich Mitte der 70er Jahre mit Jörg Immendorff gegründet habe. Wir haben uns damals dazu verpflichtet, immer an der politischen Aufgabe festzuhalten. Dieser Pakt gilt auch heute noch. Und vielleicht heute mehr denn je.

D: Wie realisiert sich denn euer Pakt heute?

P: Wir arbeiten gerade an einem neuen Projekt.

D: Was ist das für ein Projekt?

P: Das ist noch geheim. Da kann man noch nichts sagen. Damit werden wir voraussichtlich nächstes Jahr an die Öffentlichkeit treten.

D: Und wie geht deine Arbeit weiter?

P: In dem Katalog zu meiner Ausstellung »Das Jahr 1989« habe ich ein Gedicht geschrieben, im miesesten Hochzeitsfeierstil, aber – und das war der Gedanke dabei – mit Inhalten von ernsthaftester, tiefster Bedeutung. Keiner mochte es.

D: Das ist nicht wahr. Ich erinnere mich noch genau an die Eröffnung. Zumindest Helge Malchow, Diedrich Diederichsen, Albert Oehlen, Rosemarie Trockel und ich waren begeistert.

P: Ja? Auf jeden Fall habe ich dadurch erkannt, daß jetzt die Zeit gekommen ist, wo ich mich der Sentimentalität des Westens nähern muß. Ich weiß jetzt, was zu tun ist.

D: Was denn?

P: Die nächste Aufgabe ist das blaue Huhn.

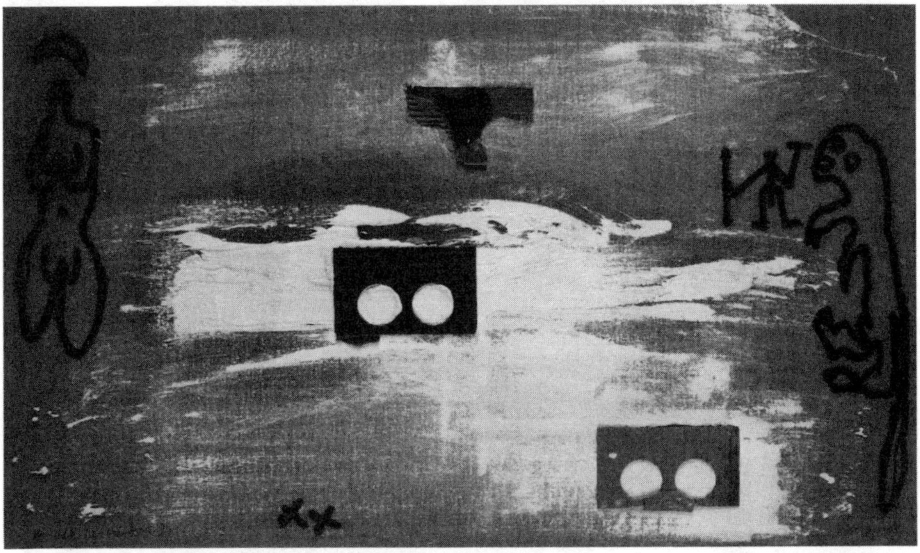

Me and Gorbatschow 2, 1988

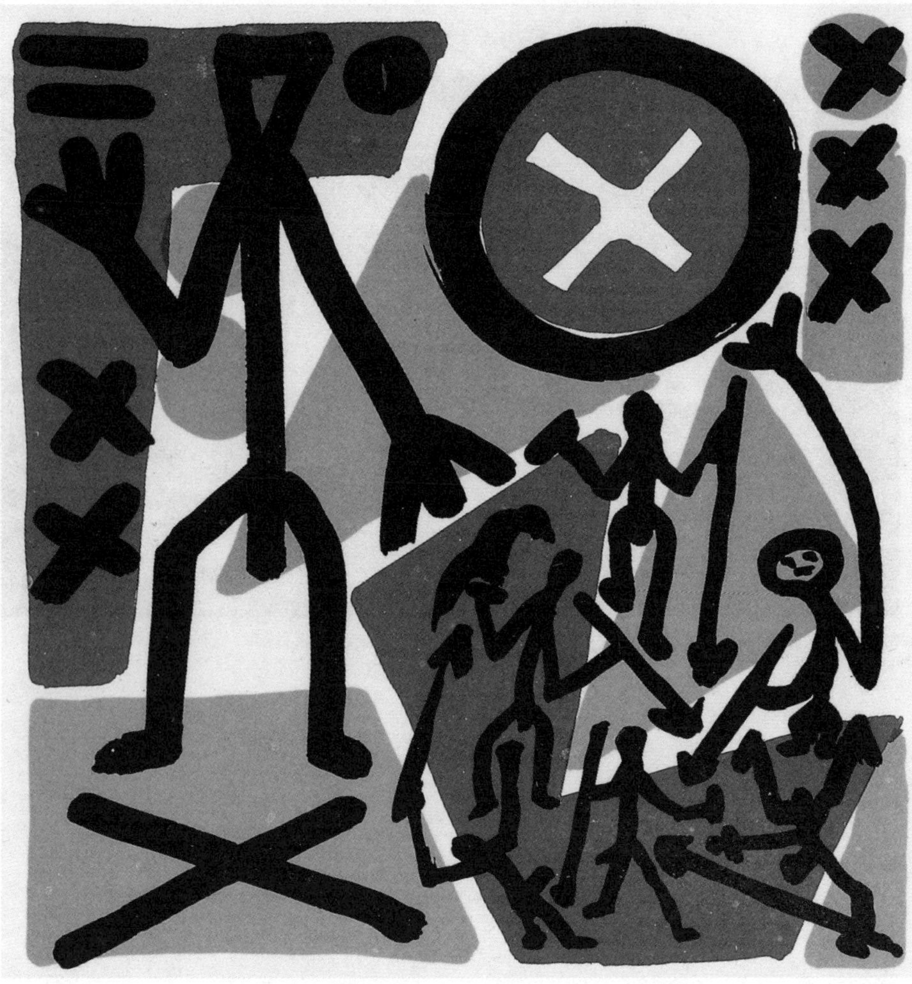

Soviel Anfang war nie, 1990

Das Jahr 1989

Teilungen sind wichtig, Zusammenbrüche, Katastrophen, Läuterungen. Die geheimen Wahnsinnspläne begegneten den wahnsinnigen Geheimplänen. Die geschlossene Abteilung des Irrenhauses war die eigentliche Regierung. Die manischen Anstrengungen, das Ziel zu erreichen, und die Schizophrenie bei der Beurteilung von Fehlverhalten erreichten das Maximum. Lüge und Selbstbetrug zerfaserten das eiserne Netz der Vorschriften und Regelungen. Das System, eine energieverzehrende Maschine. Die Ideologie Nonsens. Die Kontrolle absurd. Der Zweite Weltkrieg, der Erstc Weltkrieg, Nostalgie. Einübung. Wie die barbarischen Kräfte langsam gezähmt werden, von Vulkanausbrüchen begleitet. Der Rückfall. Das Ende. Endsituation. Wende. Kehre. Umkehren. So ist es nötig, neu zu definieren. Wo sind die Ziele? Norm oder Evolution, Erhaltung oder Veränderungen. Zwangsläufigkeiten. In Hollywood wurde mir klar, wie langsam Geschichte geht. Das Mittelalter und der Feudalismus sind noch immer präsent. Der Imperator eine Science-Fiction-Idee. Mutanten. Christentum und Marxismus – nur Krücken auf dem Weg in die Zukunft. Die Gefangenschaft

Giordano Brunos. Die Verlockungen. Die Verhöre. Die Folterungen. Der Flammentod. Das Paradoxon. Wir sind das Volk. Der Schrebergarten. Ziegel. Nagel. Brett. Werkzeug. Linsensuppe. Der Kunde ist König, aber die Demokratie hat 'n König nicht nötig. Trump get divorced. Die Japaner bauen das höchste Haus der Welt. Schwarzer Regen. Die Haut hing in Fetzen herab. Heiner sagte: »Und wenn sie Asien abräumen wollen, kommt der Krieg.« Der Osten fiel in Stücken um, dem Westen bog's die Krücken krumm. Viele Tage gab's, zu verlieren die Kräfte, zu verlieren den Atem, viele Augenblicke brachten mir nur Leid. Da blieb nichts zurück, die Erfahrung nur, die Erfahrung nur. Wichtig sind Tage, die unbekannt sind, die sind wichtig. Wichtig der Augenblick, in dem wir uns dann entscheiden. Ich kannte einen Mann, der ließ Haus und Hof einfach im Stich, seinen guten Ruf. Er verlor die Lust, Gott hat ihn nicht lieb. Die Erfahrung nur, die Erfahrung nur. Wie kann ich erkennen, den ich nicht kenn'. Die Gedanken ordnen, die, für die ich brenn'. Wie kann ich trennen Wahrheit von Betrug. Einen Anfang finden, hab' nicht Zeit genug (X). Schon Lenin befand, daß der Apparat in miserablem Zustand ist. Die Gegenreformation. Es bestand die Möglichkeit, den Schalter auch so zu bedienen. Gibt es ein Schachmatt im Gegen-den-Strom-Schwimmen? Das Problem nur vierhundert Kilometer weiter in den Osten geschoben. Was ist Europa, Katholiken gegen Protestanten, Christen gegen Heiden. Nachdenkender Arbeiter. Denkender Unternehmer. Tschau Tschau Dschess Ku. Matuschka erläutert die Volksaktie oder wie man das Volkseigentum quanteln kann, so daß jeder endlich was davon hat. Gold. Die alten Werte. Das kreisförmige Zwangsdenken des Arbeitslosen. Menschlicher Sozialismus. Kommt in 400 Jahren wieder vor. Was sind 10000 Jahre Geschichte? Die Polizisten prügeln und schlagen, auf den Kopf und in den Magen. Libanon. Lieber ja. Warhol. Warlord. Ökonomie und Perestroika. Glaswurst und Paranoika. Wie wirtschaftlich ist die Rechnung? Was ist eine Zahl? Was ist Geld? Superstringtheorien. Vom Punkt zur Linie. Von Linien zu Mustern. Die Musterkarte des Universums. Sie fühlten sich verfolgt. Wer auf die Couch muß. Der Knautsch. Die Sentimentalität des Westens. Ostklassik. Und wenn du denkst, dir geht es dann besser, dann denkst du falsch, dann liegst du schief. Dann kommen die Haie, die eiskalten Fresser, die hacken dich klein und kühlen dich tief. Und dann bist du wieder Spartakus am Kreuz, nach der Schlacht, und dann haben wieder die anderen die Macht. Aber Wiedervereinigung, aber Wiederaufbau. Die Ärmel hochkrempeln und in die Hände spucken. Wie können »reiche« Länder und »arme« Länder miteinander leben? »Globale« Lösungen. Geopolitik. Die Erde und was auf ihr los ist. Heraufklettern, herunterfallen. Umverteilung. Was sind die Kriterien? Urteil. Analyse des Schreitenden. Fortschritt. Abtritt. »Die Trennung von Dienst und Schnaps« (Heiner Müller). Die soziale Marktwirtschaft. Ökonomie ist nur ein Spiel. Der Wirtschaftskrieg war die Fortsetzung der Politik mit diesen Mitteln. Die Niederlage, logisch. Isolationismus. Freihandelszone. Sonnenflecken und Selbstmordrate. Hip-hop. The top ist the flop. Fuck the komplex. Terminate the x. Get sex. Pamjat und Memorial. Polarfahrt. Polarisation. Mondstation. Warum alles so sein mußte. Was ich wußte, und was ich nicht wußte. Der Osten ist umgefallen. Der Westen muß bezahlen. Mein Frieden mit der bürgerlichen Gesellschaft oder was aus den Strichmännchen wird? Was ist System? Adler oder Maus? Tiger oder Ratte? Die entwickelte Technik führt zum Krieg. Der Hunger führt zum Verbrechen. Hier werden sich die Fehler rächen. Jedes Teil sucht sein Überlebenskonzept. Orte, Räume, Situationen, Netze, Organisationen. Vorhandenes, Gegebenes, Umbau, Umbruch, Bruch. Die Revolution ist der Bruch mit der Tradition. Das Mittagsgespenst. »Ein Gespenst verläßt Europa, das Gespenst des Kommunismus« (Heiner Müller). Zuviel genossen, zu wenig getan, zu viele erschossen, so endet der Wahn. »Alles, was wir von Lenin gelernt haben, ist nun verloren« (Stalin). Monetarismus. Politik des knappen Geldes. Verstopfungen. Verfehlen, versprechen, versagen (Freud). Genetik und Kybernetik. Das Raumschiff. Die Raumstationen. Leben unter diesen Bedingungen. Lösen. Loslassen. »Laß bloß los!« (Gallasch). »Der Hunger ist gelb.« (Weygandt). Das Gelbe als Kennzeichen des zu Ende gehenden Jahrtausends. Das Verhältnis von Seele und Geist. Ameisenforschungen, Zukunftsmusik. Postfreejazz. Neobop. Twistoren. Die Theorie von den Katastrophen. Die Theorie vom Chaos. Das Neue ist im Alten enthalten und doch neu. Strukturen, Uhren, Huren, Lemuren. Erich Honecker ist nicht mehr Generalsekretär. Die Saurier starben plötzlich. Die Maus überlebte. Das Telefon ohne Anschluß. Die Erinnerungsbücher. Do you remember? Don't you? Die Organisation der Zukunft. Training. Standart. Standart ist hart. Alles bewegt sich so langsam. Das hatten wir schon. Was ist Gravitation? Die Schattenmasse. Die satten Asse. So geht es immer weiter. Nur nicht müde werden. 1945 Baselitz. Der Kettensägeneffekt. Was ist Malerei? Abstraktionskonzentration. Pausenclown. Anti. Semantik. Wie die Worte ihre Bedeutung ändern. Es ändert sich was und dann die lange Zeit, wo sich scheinbar nichts ändert. Die Opfer. Das Requiem. Feldvergleich. Eichfelder. Was zur Beurteilung vorliegt. Information. »Wie man mich informiert hat.« (Gorbatschow). Da liegt der Hase im Pfeffer begraben. Die Weltregierungsmaschine. Potentielle Logistik als Weltüberlegenheitskonzept. What is rap? Nepp. Immer am Ball bleiben. Noch ein Tor. Noch eine Tür. Raumwert = Geld. Raumveränderung ↑ Leistung. Wärme. Nahrung. Licht. Luft. Raum. Traum. 5 Finger. Symmetrie, Asymmetrie. Was sie erwarten und was sie nicht erwartet hatten. Alles ist wieder offen. Sprachmühle. Reduktion. Teuerung. Das Zeitalter des großen Betrugs. Wo sich die Blicke im Dunkel verlieren. Wiederfinden. So rück, wie vor, so Glück, wie Horror. Völkerpsychologie. Gesteinskunde. Worte, nichts als Worte. Künstliche Intelligenz. Haushaltsroboter. Gehirnforschung. Der Schmerz in dir. Laß deinen Schmerz heraus. Die Transformation des Hasses. Was ist Licht im Kern? Was ist nicht im Kern? Fusion – Konfusion. »Mensch, wir waren stärker als Ratten und Drachen und hatten's vergessen und immer gewußt.« (W. Biermann). Die Revolution wurde von Mädchen gemacht, die vor Kerzen in Kirchen beteten. Der Wahnsinn zerbrach an ihren Lippen. Oder an ihren Begierden. Mann und Frau. »Supervixens eruption« (R. Meyer) oder wo die Gründe liegen. Die Lücke! Der Trick. »That's the real trick, isn't it!« (Han Solo) O, O! O!

A. R. Penck 1990

Résumé

Im 89er Jahr
Solidarnošc Sieger war,
Geißler krachte vom Stuhl,
Kohl blieb cool,
Demonstranten, so wie nie,
Besiegten die schlaue Stasi.
Mädchen beteten vor Kerzen,
Zum Mahnen an die Prügelschmerzen.
Wie ein Wunder kam es raus,
Schüsse, Tote blieben aus.
Die Berliner Mauer fiel um,
SED stand da, nackt-dumm.
Das war eine Wahnsinnsnacht.
Selten wurde so gelacht,
Selten wurde so geweint,
Morgen wieder Sonne scheint.
Honni war auch nur 'ne Flasche,
Wirtschaft in die eigene Tasche.

Konnte nur auf Tiere schießen
Und sein Privileg genießen.
Trabis stauten sich im Westen,
Deutsche feierten auf viel' Festen.
Was jeder im Fernseher sah,
Sie sind wieder in Europa.
Volk auf der Straße,
Hat vorne die Nase.
Deutschland einig Vaterland,
Ist noch allen gut bekannt.
Kommunisten flogen runter
Und die Rechten wurden munter.
Gorbatschow hat viel zu tun,
Zu steigen aus den alten Schuhen.
Sein Imperium zerfällt,
Wirtschaftskrise heult und bellt.
Beißt die Russen in den Arsch,
In Gang kommt der Abrüstungsmarsch.
Kriegt Busch den Noriega klein,
Stellt er den Drogenhandel ein?
Ceausescu verreckte Weihnachten wie ein Schwein,
Securitate stellte das Morden ein.
Frauen bei den Toten jammern,
Im Fernsehen unterirdische Folterkammern.
Guo Ming starb wie ein Held,
Alle reden nur vom Geld.

A. R. Penck, 1990

Wilfried Dickhoff, Jahrgang 1953, lebt als Kunstkritiker und Ausstellungsmacher in Köln. Verschiedene Publikationen, u. a über Rosemarie Trockel, Albert Oehlen, Julian Schnabel, Walter Dahn, Joseph Beuys, Jean Fautier und Gottfried Benn.

Karel Appel

Georg Baselitz

Gaston Chaissac

Robert Combas

Jean Dubuffet

Franz Grabmayr

Asger Jorn

Gustav Kluge

Mimmo Paladino

A. R. Penck

Arnulf Rainer

Volkmar Schulz-Rumpold

Louis Soutter

Adolf Wölfli

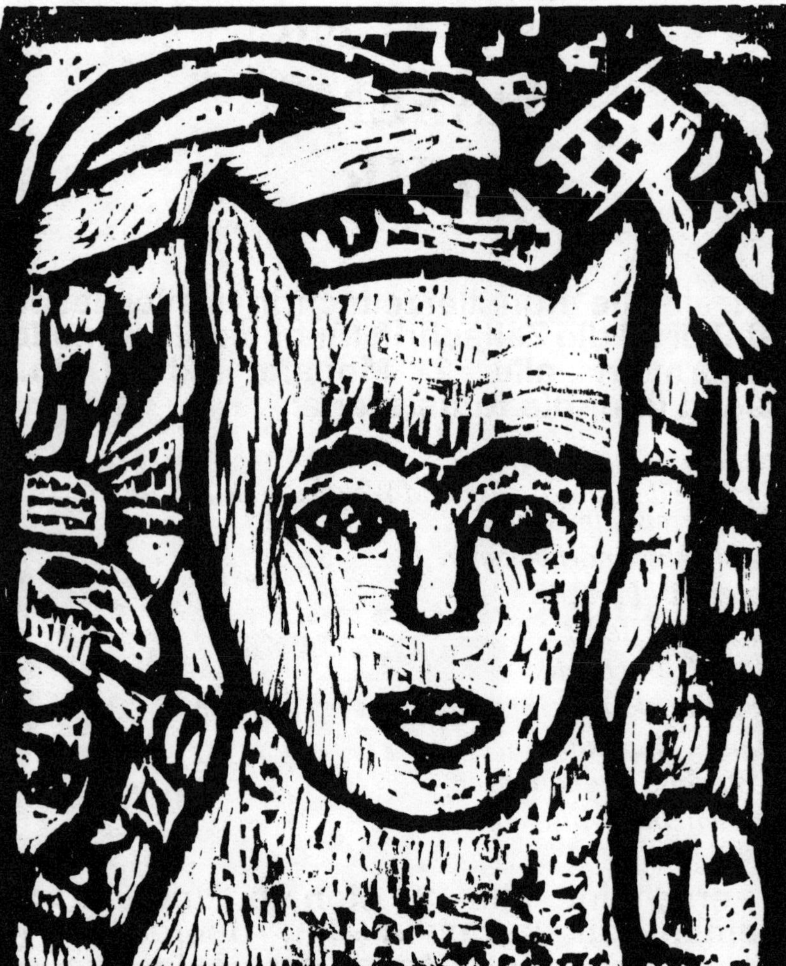

Holzschnitt 1966/90 'Ich als Katze' ar. penck